U0308808

中医古籍医案辑成·学术流派医案系列

易水学派医案
（三）

薛　己（中）

主　编　李成文

中国中医药出版社

·北　京·

图书在版编目（CIP）数据

易水学派医案（三）/ 李成文主编 .—北京：中国
中医药出版社，2015.8

（中医古籍医案辑成·学术流派医案系列）

ISBN978-7-5132-2285-3

Ⅰ . ①易… Ⅱ . ①李… Ⅲ . ①医案—汇编—中国
Ⅳ . ① R249.1

中国版本图书馆 CIP 数据核字（2015）第 023300 号

中国中医药出版社出版

北京市朝阳区北三环东路 28 号易亨大厦 16 层

邮政编码 100013

传真 01064405750

三河鑫金马印刷有限公司印刷

各地新华书店经销

*

开本 880 × 1230 1/32 印张 8.25 字数 188 千字

2015 年 8 月第 1 版 2015 年 8 月第 1 次印刷

书号 ISBN978-7-5132-2285-3

*

定价 29.00 元

网址 www.cptcm.com

中医古籍医案辑成

九七叟朱良春题

国医大师朱良春题字

《易水学派医案（三）》编委会

主　编　李成文

副主编　张家玮　袁海霞　刘　彬
　　　　万　丽

编　委　（按姓氏笔画排序）
　　　　万　丽　王　淞　李成文
　　　　张家玮　袁海霞

内容提要

　　明代著名医家薛己出生于医学世家，曾供职于太医院，嘉靖年间晋升为院使。薛己继承张元素、李东垣的脾胃思想，又遥承王冰、钱乙的肾命水火学说，形成脾胃与肾命并重的学术思想。他初为疡医，后转攻内、妇、儿科，各科均有成就，临床经验十分丰富。

　　薛己一生著述颇丰，对内、外、妇、儿各科均有建树。《中医古籍医案辑成·学术流派医案系列》收录薛己医案于"易水学派医案"中，并分为上、中、下三册。本书为中册，从薛氏的多部著作中摘录了其儿科的医案。

前　言

医案揭示了历代医家在临证过程中的辨病辨证思路、经验体会和用药特色，浓缩并涵盖了中医基础理论、临床、本草、针灸推拿等多学科内容，理法方药俱备，临病措方，变化随心，对学习借鉴名医经验、临证思路，指导用药，提高临床疗效，继承·发展中医学具有重要的意义，因而备受历代医家青睐。

明代医家李延昰在《脉诀汇辨》中指出："医之有案，如弈者之谱，可按而覆也。然使失之晦与冗，则胡取乎？家先生之医案等身矣，语简而意明，洵足以尽脉之变。谨取数十则殿之，由此以窥轩岐之诊法焉，千百世犹旦暮也。"孙一奎在《孙氏医案》中指出："医案者何？盖诊治有成效，剂有成法，固纪之于册，俾人人可据而用之。如老吏断狱，爰书一定，而不可移易也。"清代医家周学海强调说："宋以后医书，惟医案最好看，不似注释古书之多穿凿也。每部医案中，必有一生最得力处，潜心研究，最能汲取众家之所长。"俞震在《古今医案按》中说："闻之名医能审一病之变与数病之变，而曲折以赴之，操纵于规矩之中，神明于规矩

1

之外，靡不随手而应，始信法有尽，而用法者之巧无尽也。成案甚多，医之法在是，法之巧亦在是，尽可揣摩。"方耕霞指出："医之有方案，犹名法家之有例案，文章家之有试牍。"余景和在《外证医案汇编》中说："医书虽众，不出二义。经文、本草、经方，为学术规矩之宗；经验、方案、笔记，为灵悟变通之用。二者皆并传不朽。"章太炎指出："中医之成绩，医案最著。欲求前人之经验心得，医案最有线索可寻，循此钻研，事半功倍。"恽铁樵在给《宋元明清名医类案》作序时强调："我国汗牛充栋之医书，其真实价值不在议论而在方药，议论多空谈，药效乃事实，故选刻医案乃现在切要之图。"姚若琴在阐述编辑《宋元明清名医类案》大意时指出："宋后医书，多偏玄理，惟医案具事实精核可读，名家工巧，悉萃于是。"张山雷在《古今医案评议》中说："医书论证，但纪其常，而兼证之纷淆，病源之递嬗，则万不能条分缕析，反致杂乱无章，惟医案则恒随见症为迁移，活泼无方，具有万变无穷之妙，俨如病人在侧，謦咳亲闻。所以多读医案，绝胜于随侍名师，直不啻聚古今之良医而相与晤对一堂，上下议论，何快如之。"秦伯未说："合病理、治疗于一，而融会贯通，卓然成一家言。为后世法者，厥惟医案。""余之教人也，先以《内》《难》《本经》，次以各家学说，终以诸家医案。"程门雪认为："一个中医临床医生，没有扎实的理论基础，就会缺乏指导临床实践的有力武器，而如无各家医案作借鉴，那么同样会陷入见浅识寡，遇到困难束手无策的境地。"俞长荣认为："医案是中医交流和传授学术经验的传统形式之一。它既体现了中医辨证论治的共同特点，又反映了中医不同学派在诊疗方法方面的独特风格。读者从医案中可以体会到怎样用理论来指导实践，并怎样通过实践来证实理论；怎样适当地运用成法和常方，并怎样有创造性地权宜应变。因此，医案不仅在交流临床经验、传播中医学术方面具有现实意义，同时对继承老中医学术经验也起了积极的推进作用。"

医案始于先秦，奠基于宋金元，兴盛于明清。晋代王叔和的《脉经》内附医案。唐代孙思邈《备急千金要方》记录有久服石散而导致消渴的医案，陈藏器《本草拾遗》药后附案。北宋钱乙首次在《小儿药证直诀》中设置医案专篇，寇宗奭《本草衍义》药后附案。南宋许叔微首撰医案专著《伤寒九十论》，其《普济本事方》与王璆《是斋百一选方》方后附案，张杲《医说》记录了许多医案。金代张从正撰《儒门事亲》，李杲撰《脾胃论》《兰室秘藏》《东垣试效方》，王好古撰《阴证略例》，罗天益撰《卫生宝鉴》，以及元代朱震亨撰《格致余论》等综合性医著中论后均附案。自宋金元以后，学习医案、应用医案、撰写医案蔚然成风，医案专著纷纷涌现，如《内科摘要》《外科枢要》《保婴撮要》《女科撮要》《孙氏医案》《寓意草》《里中医案》《临证指南医案》《洄溪医案》《吴鞠通医案》《杏轩医案》《回春录》《经方实验录》等。明代著名医家韩懋、吴昆及明末清初的喻昌还对撰写医案提出了详细要求。而从明代就开始对前人的医案进行整理挖掘并加以研究利用，代不乏人，代表作有《名医类案》《续名医类案》《宋元明清名医类案》《清代名医医案精华》《清宫医案》《二续名医类案》《中国古今医案类编》《古今医案按》《历代儿科医案集成》《王孟英温热医案类编》《易水四大家医案类编》《张锡纯医案》《〈本草纲目〉医案类编》等。由于中医古籍汗牛充栋，浩如烟海。但是，受多方面因素的影响及条件制约，已有的医案类著作所收医案不够全面，参考中医古籍有限，分类整理方法简单局限，难以满足日益增长的不同读者群及临床、教学与科研的需求。因此，从3200多种中医古籍包括医案专著中系统收集整理其中的医案日益迫切。这可以充分发挥、利用中医古籍的文献学术价值，对研究中医证候特点与证型规律，提高临床疗效，具有重要的支撑价值。

本套丛书收录1949年以前历代医家编纂的3200余种中医古籍文献中的医案，分为学术流派医案、著名医家医案、常见疾病医案、名方小方医案四大系列。本书在建立专用数据库基础上，根据临床实际需要，结合现代阅读习惯，参考中医院校教材，对所有医案进行全面分类，以利于了解、学习和掌握历代名医治疗疾病的具体方法、应用方药技巧，为总结辨治规律，提高临床疗效提供更好的借鉴。其中，《学术流派医案系列》以学派为纲，医家为目，分为伤寒学派医案、河间学派医案、易水学派医案、温病学派医案、汇通学派医案；《著名医家医案系列》以医家为纲，以病为目，选取学术成就大、影响广、医案丰富的著名医家的医案；《常见疾病医案系列》以科为纲，以病为目，选取临床常见病和多发病医案;《名方小方医案系列》以方为纲,以病为目,选取临床常用的经方、名方、小方所治医案。

本丛书编纂过程中得到中华中医药学会名医学术思想研究分会的大力支持,年届 97 岁的首届国医大师朱良春先生特为本书题写书名,中国工程院院士王永炎教授担任主审,在此一并表示衷心的感谢。

由于条件所限,加之中医古籍众多,医案收录过程中难免遗漏,或分类不尽如人意,敬请读者提出宝贵意见,以便再版时修订提高。

《中医古籍医案辑成》编委会

2015 年 6 月

凡 例

《中医古籍医案辑成·学术流派医案系列》依据贴近临床、同类合并、参考中医教材教学大纲、利于编排、方便查阅的原则对医案进行分类与编排。

内科医案按肺系、心系、脾胃、肝胆、肾系、气血津液、肢体经络等排列。

妇科医案按月经病、带下病、妊娠病、生产与产后病、乳房疾病、妇科杂病等排列，并将传统外科疾病中与妇科相关的乳痈、乳癖、乳核、乳岩等医案调整到妇科，以满足临床需要。

儿科医案按内科、外科、妇科、五官科、骨伤科顺序排列。年龄限定在十四岁以下，包括十四岁；对于部分医案中"一小儿"的提法则视医案出处的具体情况确定。

外科医案按皮肤病、性传播疾病、肛门直肠疾病、男性疾病等排列。

五官科医案按眼、耳、鼻、口齿、咽喉顺序排列。

对难以用病名或主症分类，而仅有病因、病机、舌脉等的描述者，归入其他医案。

《学术流派医案系列》为全面反映各学术流派的学术成就，其著作中所摘录或引用其他人的部分医案采用"附"的形式也予以摘录。医案中的方药及剂量原文照录，不加注解。对于古今疾病或病名不一致的医案，按照相关或相类的原则，或根据病因病机，或根据临床症状，或根据治法和方剂进行归类。同一医案有很多临床症状者，一般根据主症特征确定疾病名称。

对因刊刻疑误或理解易有歧义之处，用括号加"编者注"的形式注明本书作者的观点。原书有脱文，或模糊不清难以辨认者，以虚阙号"□"按所脱字数一一补入，不出校。

原书中的异体字、古字、俗字，统一以简化字律齐，不出注。

原书中的药物异名，予以保留，不出注。原书中的药名使用音同、音近字者，如朱砂作珠砂、僵虫作姜虫、菟丝子作兔丝子等，若不影响释名，不影响使用习惯，以规范药名律齐，不出注。

本书采用横排、简体、现代标点。版式变更造成的文字含义变化，今依现代排版予以改正，如"右药"改"右"为"上"，不出注。

每个医案尽量标明出处，以助方便快捷查找医案原文，避免误读或错引。

对部分医案或承上启下，或附于医论，或附于方剂，或附于本草，或案中只有方剂名称而无组成和剂量，采用附录的形式，将原书中的疾病名称、病机分析、方剂组成、方义分析、药物用法等用原文解释，以便于更好地理解和掌握。附录中的方剂组成，是根据该医案作者的著作中所述该方剂而引用的，包括经方或名方。

易水学派概论

　　中医学术流派研究是研究中医学术发展沿革的重要方法之一，其便于理清中医学术发展的思想脉络，深入研究历代名医学术思想与临床经验，分清哪些是对前人的继承，哪些是继承中的发展，哪些是个人的创新见解与经验，为中医学进一步发展提供借鉴。学术流派或体系是后人依据著名医家们的师承关系、学术主张或学术倾向、学术影响而划分的。由于中医学术流派形成发展过程中的融合、交叉、分化，学派之间存在千丝万缕的联系，故划分学派的标准不一，有按学科分类，有按著名医家分类，有按学术研究方向分类，有按著作分类，有按地域分类，因而划分出外感学派、内伤学派、热病学派、杂病学派、刘河间学派、李东垣学派、张景岳学派、薛立斋（薛己）学派、赵献可学派、李士材学派、医经学派、经方学派、伤寒学派、河间学派、易水学派、温病学派、汇通学派、攻邪学派、丹溪学派、温补学派、正宗学派、全生学派、金鉴学派、心得学派、寒凉学派、蔺氏学派、经穴学派、穴法学派、重灸学派、重针学派、骨伤推拿学派、指压推拿学派、一指禅推拿学派、经穴推拿学派、腹诊推拿学派、儿科推

1

拿学派、五轮学派、八廓学派、内外障学派、少林学派、武当学派、新安学派等，这对中医学术的发展起到了积极作用。然而，学派研究目前也存在不少问题，主要在于学术流派形成年代、学派划分标准、学派研究学术价值等方面。争论的焦点是基础医学及临床领域中的医经学派、经方学派、汇通学派是否存在，攻邪学派、丹溪学派、温补学派能否另立门户，学派之间的渗透与交叉重复如何界定等；另外，每一学派的代表医家虽然在师承或学术上一脉相承，但其学术理论、临证辨病思路、处方用药方面或相差甚远，这些医学大家大多数是全才，如以学派分类，难免以偏概全；加之以往学术流派研究偏重理论，忽略临床，因此，以派为纲研究著名医家也有其不利的一面。为弥补学术流派研究轻临床的不足，拓展学派研究的内涵与外延，收集学术流派相关医家的涵盖中医基础理论和临床经验的医案已成为当务之急。因为这些医案不仅是著名医家学术思想的直接鉴证，也是研究学术流派源流的最重要的参考依据。

易水学派是研究脏腑病机和辨证治疗的学术流派，其形成有其特定的社会历史背景。宋金元时期，宋辽、宋金、金元、元宋之间，战火连年，百姓饱受饥饿、劳役、惊恐之苦，内伤病显著增多。魏晋至宋代，中医学一直处于经验积累阶段，研究重点偏于经验方的收集与应用，忽略了基础理论研究。虽然刘完素创立了火热理论，在病机学说上取得了重大突破，火热病治疗有了较系统的理论与方法，却不能指导脏腑病变的治疗。而《中藏经·论虚实寒热生死逆顺之法》、孙思邈《备急千金要方》之脏腑虚实、钱乙《小儿药证直诀》的五脏辨证等理论已经远远不能满足临床实际需要。因此，深入系统地探讨脏腑病机理论，已成为当时中医学发展的客观急需。张元素整理总结前人的脏腑辨证用药，结合其临床实践，建立了以寒热虚实为纲的脏腑辨证体系，在学派发展过程中，逐步转向对特定脏腑进行专题研究。

易水学派发展至明代，有一些医家在继承李杲脾胃内伤学说的基础上，进而探讨肾和命门病机，从阴阳水火不足的角度探讨脏腑虚损的病机与辨证治疗，提出以先天阴阳水火为核心的肾命理论，治疗以温养补虚为特色，因而又被后世称之为温补学派。代表医家有薛己、孙一奎、张介宾、赵献可、李中梓等。

张元素，字洁古，金代人，著《医学启源》《脏腑标本寒热虚实用药式》《珍珠囊》等。张氏主张学术创新，提出"运气不齐，古今异轨，古方今病不相能也"之论。他认真研究《内经》《难经》《金匮要略》《中藏经》有关脏腑辨证的论述，吸取《备急千金要方》《小儿药证直诀》中脏腑辨证用药经验，结合自身临床经验，建立了以寒热虚实为纲的脏腑辨证体系，强调根据脏腑寒热虚实辨证用药，为中医辨证理论的发展做出了重大贡献，因而成为易水学派的开山。后世师承其说者众多，其门人有李杲、王好古。

李杲，字明之，晚年自号东垣老人，金代人，著有《脾胃论》《内外伤辨惑论》《兰室秘藏》《东垣试效方》《食物本草》《药类法象》《医学发明》《珍珠囊补遗药性赋》等。他在脏腑辨证理论启示下，探讨脾胃内伤病机，紧密结合临床实践，提出脾胃为元气之本，"脾胃内伤，百病由生"理论，详辨内伤与外感之异同。李杲制定益气升阳、甘温除热大法，创制补中益气汤、升阳益胃汤等名方，成为易水学派的中坚，被后世称为补土学派的宗师。李氏医案散见于《脾胃论》《兰室秘藏》《东垣试效方》《医学发明》之中，包括内、外、妇、儿、五官等各科医案。其医案或附于论后，或附于方后，记载详细，病机分析透彻，处方用药有章法可循，经方与时方并举。并自创新方，如益胃升阳汤、半夏白术天麻汤、木香顺气汤、清神补气汤、补气升阳和中汤、普济消毒饮等所治医案比比皆是。其门人有王好古、罗天益等。

王好古，字进之，元代人，著有《阴证略例》《医垒元戎》。王好古初师张元素，后从李杲之学，得张、李二家之传，阐发阴证病因病机和辨证，重视脏腑内伤、阳气虚损，明确提出"三阴可补"，除运用仲景通脉四逆汤、当归四逆汤、理中汤作为内伤三阴的主治方外，又收集后世温补脾肾诸方如返阴丹、正阳散、附子散、白术散等作为补充。王氏所治医案多为阴证。

罗天益，字谦甫，元代人，著有《卫生宝鉴》，整理了李杲《东垣试效方》。罗天益深入探讨了脾胃的生理功能，揭示脾胃与其他四脏及营卫津液的关系；将李杲所论饱食所伤和劳倦所伤分为食伤和饱伤、虚中有寒和虚中有热，治疗突出甘补辛升，发挥了李杲的脾胃内伤学说；在补中益气汤基础上加川芎、蔓荆子、细辛、白芍而成顺气和中汤，用于治疗气虚头痛。其医案症状记录较为详尽，用药思路颇具特色，治疗过程具体，分析了方药配伍规律，深受后世称赞。

薛己，字新甫，明代人，著有《内科摘要》《保婴撮要》《保婴金镜录》《外科经验方》《外科心法》《外科发挥》《女科撮要》《疡疡机要》《口齿类要》《本草约言》《正体类要》等。薛己受李呆影响，强调"人以脾胃为本"，"胃为五脏本源，人身之根蒂"，"若脾胃一虚，则其他四脏俱无生气"，"人之胃气受伤，则虚证蜂起"，发展了"脾胃内伤，百病由生"理论，治疗多以补中益气汤为法，或出入于四君、六君之间。同时又受王冰、钱乙影响，主张若补脾不应，当求之于肾和命门之水火阴阳不足，肾阴不足用六味丸壮水之主以镇阳光，命门相火不足用八味丸益火之源以消阴翳。因其用药偏于温补，又被称为温补学派的先驱。薛氏著作多为医案，其对理论的论述多体现于医案之中，后世评价极高。

张介宾，字会卿，号景岳，明代人，著有《景岳全书》《质疑录》《类经》等。张介宾治学主张师古而不泥，辨疑而不苟，善于继承，勇于创新，不仅注重中医理论研讨，对临床实践也极为重视，对中医学发展做出了巨大贡献。张氏阐发命门水火理论，认为命门藏先天之水火，为元阴元阳所居之所，五脏功能必赖命门始能发挥正常，故云："命门之水火为十二脏之化源，五脏之阴气非此不能滋，五脏之阳气非此不能发。"认为若命门之元阴元阳亏损，则脏腑阴阳虚损，用左归、右归补命门先天水火。张介宾临证重视辨证，并根据实践经验，首先提出"二纲六变"辨证纲领，即以阴阳为辨证之"纲"，统领表里、寒热、虚实六变，以纲赅目。他将方剂分为补剂、和剂、寒剂、热剂、固剂、因剂、攻剂、散剂八阵，并收采古代名方1516首，编为古方八阵，所创新方186个列入新方八阵，另有妇产、小儿、痘疹、外科等古方922首，均收于《景岳全书》之中。其中左归、右归四方体现了其制方思想。《景岳全书》收录医案多达300余个，涉及临床各科，外感病与内伤病并举，论后附案，以案证论。也收录历代名医许多医案，体现了其兼蓄并收的思想。

赵献可，字养葵，明代人，著有《医贯》《邯郸遗稿》。赵献可阐发命门学说，认为命门位居两肾之中，有位无形，为人身之君主之官，居于十二官之上，实为生命之主宰。赵氏治疗水亏火衰，用六味丸补水以配火，壮水之主以镇阳光，用八味丸于水中补火，益火之源以消阴翳，推广了六味八味的临床应用范围。其谓："命门为十二经之主，肾无此则无以作强而伎巧不出矣，膀胱无此则三焦之气不化而水道不行矣，脾胃无此则不能蒸腐水谷而五味不出矣，肝胆无此则将军无决断而谋虑不出矣，大小肠无此则变化不行而二便闭矣，心无此则神明昏而万事不能应矣。"赵氏认为命门为君火，而先天水火的并居焉。其临床治疗亦特别重视先天水火的治疗。其云："先天水火，原属同宫，火以水为主，水以火为原。故取之阴者，火中求水，其精不竭；取之阳者，水中寻火，其明不息。斯大寒大热之病得以平矣。"《医贯》记载的医案以内科疾病为主，喜用成方，包括六味地黄丸、金匮肾气丸和逍遥散等，还摘录了李杲、戴思恭、薛己、吴荙山等名医的医案。

李中梓，字士材，明末清初人，著有《医宗必读》《内经知要》《删补颐生微论》《雷公炮炙药性解》《本草通玄》《病机沙篆》《诊家正眼》《伤寒括要》《里中医案》等，《本草通玄》《病机沙篆》《诊家正眼》三书合订为《士材三书》。李氏治学主张兼通众家之长，不偏不倚，重视学术交流，常与王肯堂、施笠泽、秦昌遇等切磋岐黄，善于著书立说。李氏重视中医教育，培养了大批人才，其门人有沈朗仲、马元仪、董廙、秦卿胤等35人之多，马元仪又将其学再传于尤在泾。还有侄子李果瑛、李延昰，侄孙李延芳等也从其学。李氏私淑李杲、薛己，博采众长，重视脾肾，明确提出肾为先天之本，脾为后天之本。临证治疗主张重阳抑阴，偏重于补气补阳，认为"气血俱要，而补气在补血之先；阴阳并需，而养阳在滋阴之上"。其医案专著《里中医案》共收医案50多则，不分门类，不立标题，大多为内科杂病疑难治案，长于脉诊和辨证，处方灵活，按语明晰。还有部分医案见于《医宗必读》《删补颐生微论》。

高斗魁，字鼓峰，清代四明人，著有《四明医案》《四明心法》。高氏认为，人以元气为本，病以内因为主，重视脏腑功能失调，尤其着眼于真阴真阳的偏盛偏衰，治疗主张顾护元气、调整水火、扶正祛邪。因为"人之元气有限"，故补不嫌早，攻不嫌迟，用药偏于温补，擅长用八味丸补阳，用六味饮化裁治疗阴虚火旺，创制滋水清肝饮治疗阴虚之郁证。《四明医案》记载有28个医案，涉及临床各科，但以内科医案居多，辨病用药思路独特。清代医家杨乘六将《四明医案》收于《医宗己任编》，并于每案后加上精辟按语，与原案相得益彰。

目　录

1

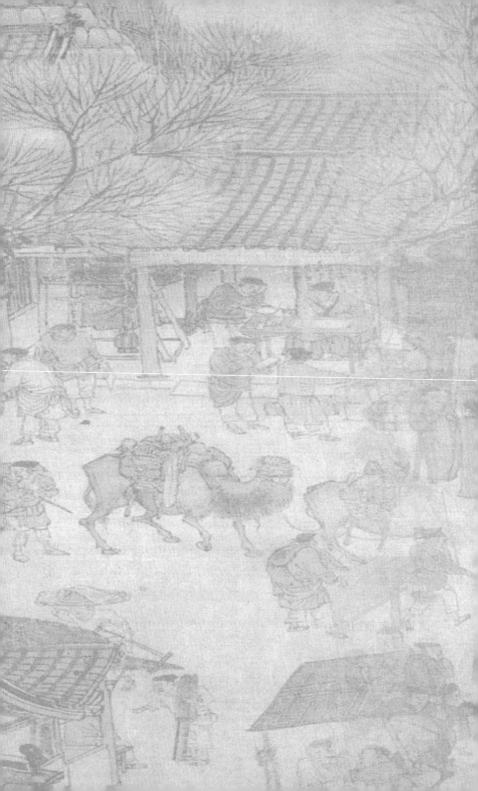

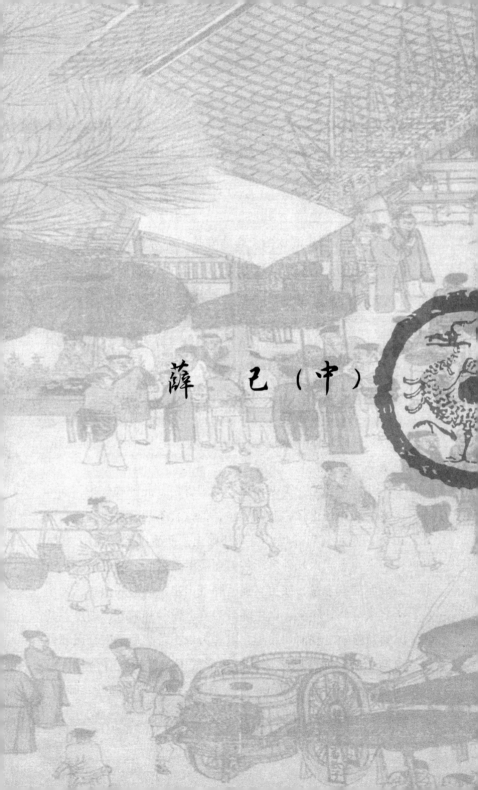

薛　己（中）

儿科医案

◆ 感冒

一小儿吐酸，作渴饮冷，腹痛发热……寻愈。又感冒咳嗽，腹胀，另服下药，发热作吐，腹胀，手足并冷，睡而露睛，发搐，用六君、钩藤钩而安，又用四君加当归、川芎而愈。（《保婴撮要·卷七》）

一小儿恶寒发热，头痛拘急，先用人参羌活散一剂，外邪顿散，又用五味异功散而安。（《保婴撮要·卷十八》）

一小儿发热咳嗽，右腮赤色。此肺金有热，用泻白散而愈。次日重感风邪，前症复作，声重流涕，用参苏饮加杏仁、桑皮而愈。但右腮与额微赤。此心火乘肺也，用人参平胃散，一剂遂痊。（《保婴撮要·卷六》）

一小儿咳嗽恶心，鼻塞流涕，右腮青白，此脾肺气虚，而外邪所乘也，先用惺惺散，咳嗽顿愈，但饮食不思，手足指冷。此外邪虽去，而元气尚虚也，当调补脾土，而生肺金，遂用六君、升麻，治之而愈。大凡外邪所侵，而痰涎壅塞者，宜表散之；外邪既去，而喘嗽未愈，或更气促，肺气虚也，属形病俱虚，须用六君子之类，调补脾土，以生肺金为善。设径补肺气，则反益其邪。况肺乃脆嫩之脏而司腠理，以脾为母，若腠理不密，风邪外侵，蕴结于肺，而变咳嗽诸症，乃形气不足，病气有余也，最难调理。设或呕吐伤其胃气，汗下损其津液，必变肺痿、肺痈。（《保婴撮要·卷六》）

◆ 发热

房庠王以道，元气素怯，每应岁考用苦功，积劳致疾，至冬弥渐大热，泪出遂凝，目赤面黯，扬手袒胸，气息沉沉几绝。脉洪大鼓指，按之如无，舌燥扪之如刺，此内真寒外假热也。即先服十全大补汤。余曰：既饮此汤，其脉当敛为善。少顷熟睡，良久醒而恶寒增衣，脉顿敛，微细如丝，此真寒现也。余以人参一两，熟附三钱，水煎顿服而安。夜间脉复脱，余以人参二两，熟附五钱，脉仍复。后以大剂参、附、归、术、炙草等药而安。

疏曰：此案似肾寒水泛之症，八味、七味为宜，然而云元气素弱，又积劳致疾，又气息沉沉几绝，是元气更急于肾阴矣。故以十全大补进之，至虚火一熄，元气复随火而欲脱，此时非大进参、附，何以追复？即十全大补之气血两补无益矣！此从阴从阳，从气从血，先后缓急之大关健也。或曰既知元气欲脱，何不即进大剂参、芪以挽之，而必先进十全两补之品，何也？曰：此案虽知其元气欲脱，然在初时，阴气亦欲绝矣。只有孤阳在外，若不独补其阴，则阳无所附而孤阳更亢，欲复此孤阳，以阳根何可得耶。其后纯现阳微症，则纯补其阳而已，若杂用阴药，则凝滞而不能骤充其阳气，故不用也。观夫愈后调补，亦只用参、附、术、草补气之品为主，即带有血药，不过当归之辛润者而已，不用地黄之沉滞，其意可见。（《薛案辨疏·卷下》）

嘉靖癸丑闰三月，渠（指张慕渠，编者注）下第北归，犬子麟孙方病泻不食，遍体如焚，胸满腹冷痛，日夜不成寝。或投以山楂、枳壳，中气愈弱，泻愈甚。不食至累月，日进米饮一半瓯，或糕饵枣栗少许。稍过节度，则肢体热益壮，腹痛不解，奄奄喘息，且暮不保矣。立斋先生枉视之，则曰：此胃虚不能纳，脾湿不能运，病在戊巳，深且久，兼木气所乘脱，服攻治之药，则殆矣。亟用补中益气汤数剂，里热稍退，泻不食如初。先生复曰：此勿亟，惟胃气渐复，湿渐除，当自得效耳。改用六君兼补中汤，仍服八味丸生命门火，以滋脾土。如是三月，诸症悉退，纳谷倍常日，惟稍遇形役，或记诵心劳，则潮热喘发。先生复授以归脾方加栀、柴二种，热寻止，形气日充。甲寅七月，偶触暑饮冷，前症复作，间发疟疾，热昼夜不止。先生曰：此虚寒逼阳，法当舍时从症。用补中汤多加炮姜，益以生姜二两，及口而疟止，面色青黄相错，更患痢。或谓：参、芪、炮姜不宜。先生哂之，且曰：此固虚弱自利耳。往尝谓戊巳受病，木气乘之，此青黄二色，非正形耶！仍用补中益气多加柴胡、参、术，数日而痢止，余症亦渐解脱。惟吾儿襁褓失母，渠每姑息之故，其性外温而中易怒。渠少孤，遭家多难，藜藿恒不充，儿幼多病失调养，故形怯而胃弱，致疾之原，其所由来者渐矣。先生洞微烛幽，知其病深且久，而坚持独见，以祛攻治之惑，吾儿再造之慈，何幸得此于先生哉！先生之曾大父与先廷评公为中表兄弟，先君（指张慕渠之父，编者注）与先生同宦游京师。末年尤敦泉石之雅。先生盛德，及于犬子，能使先人后嗣永存，区区志感，诚不能尽万分之一也。是岁冬十月望，眷晚生张慕渠顿首顿首。（《保婴撮要·卷六》）

儒者薛衡甫子，年七岁，身羸，发热，面黄，皆以为内伤瘀血，欲下之。余谓乃脾脏受伤，投以六君子汤加煨姜，两服，饮食顿进。数服，诸症痊愈。（《明医杂著·卷之五》）

一女子十四岁，发热，至夜益甚，久不愈，左关脉弦数，右关脉微，按之亦弦。此肝火血热，脾胃虚弱，先用四物二连汤加柴胡、山栀、牡丹皮二剂，热稍退；又二剂，热顿退；再用四物二连汤加白术三钱，数剂而痊。（《保婴撮要·卷六》）

一小儿，禀赋虚赢……毕姻后，劳心过甚，饮食顿少，发热下气，先用参、术各五钱，姜、枣煎服，诸症稍愈。又用六君子汤加炮姜、肉桂、参、术各一两，一剂诸症顿愈。（《保婴撮要·卷十》）

一小儿，十三岁，内热，晡热，形体倦怠，食少，作渴，或用清热等药治之，虚症悉具。余以为所禀怯弱，用六味丸加鹿茸补之，不越月而痊。盖古今元气虚实不同故也。（《明医杂著·卷之五》）

一小儿耳出秽水……毕姻后，面黄发热多病，又用黄柏、知母等药，更胸膈痞满，饮食少思，痰涎上壅；又利气化痰，加噫气下气。余用六君子、补中益气二汤，干姜、木香等味，治之寻愈。（《保婴撮要·卷四》）

一小儿腹内一块攻痛……而愈。后形气消烁，发热作渴，此肝木制脾土也，用补中益气汤及芦荟丸而愈。（《保婴撮要·卷九》）

一小儿……后因作课劳心，发热头痛，痘痕焮赤，用补中汤加蔓荆子，及八珍汤而愈。（《保婴撮要·卷十九》）

一小儿惊悸……而愈。又因劳役恚怒，发热吐痰自汗，用温胆汤二剂而安，又用归脾汤、宁志丸而愈。（《保婴撮要·卷十》）

一小儿遍身发热，两足犹甚，作渴饮汤，脉洪数而无力。此禀肾经虚热也，用地黄丸料加当归、黄芪，大剂煎与恣饮，三日服数剂，热渴全止，又数剂而愈。（《保婴撮要·卷二十》）

一小儿遍身瘙痒起赤晕……而愈。后因惊挟食，发热起赤晕，用越鞠丸一钱，枳术、蓬术末各五分，葱汤调服二次，又用消风散一服，赤晕顿消，又用越鞠丸而痊。（《疬疡机要·中卷》）

一小儿发热，饮食少思，大便不实，常服芦荟等丸，视其鼻

赤，此寒凉之剂复伤脾土而虚热也，用五味异功散，数剂而愈。（《保婴撮要·卷六》）

一小儿发热，右脸赤，咳嗽痰盛，其脉纹透关射指。余以为风邪蕴结于肺而痰作也，用二陈加桑皮、杏仁、桔梗治之。自用发散降火之剂，风痰不退，发热益甚。余曰：此脾肺气虚，治失其宜。遂用五味异功散加炒桔梗渐愈，又用六君子汤而痊。（《保婴撮要·卷一》）

一小儿发热体瘦，夜间遗尿，日间频数。此案脾肾不足，用补中益气汤，加补骨脂，及地黄丸加鹿茸治之而痊。婚姻后，小便频数，作渴发热，服补阴丸等药，发热尤甚，小便如淋，用补中益气汤、六味地黄丸而愈。（《保婴撮要·卷六》）

一小儿发热吐泻，腹胀不乳，其纹如流珠。此脾胃气伤，先用香砂助胃膏，后用六君子汤痊愈。（《保婴撮要·卷一》）

一小儿发热咬牙，乍寒乍热，耳内痛痒。缘乳母有肝火所致，用柴胡清肝、栀子清肝二散，母子并服而愈。（《保婴撮要·卷六》）

一小儿发热饮冷，唇舌皲裂，泻粪秽臭。先君（薛己的父亲薛恺，下同。编者注）以为内蕴，用前胡枳壳散一剂稍愈。又用竹叶石膏汤加漏芦，乳母服之，其儿顿安。（《保婴撮要·卷十七》）

一小儿发热作渴，二便秘涩，用大连翘饮，二便随通，但呕吐痰涎，腹痛不食。此邪气去而真气复伤也．用五味异功散而痊。（《保婴撮要·卷十八》）

一小儿亥子时，患前症（指发热惊悸，编者注），用益黄散而愈。后复发，服前药及清热之剂，病发，不时嗜卧露睛，作渴少食，大便频黄。余谓脾虚而肝木胜之，兼元气下陷也，用补中益

气汤，佐以地黄丸而愈。（《保婴撮要·卷六》）

一小儿患此（指腹痛，编者注）而溃……而愈。次年，因劳心发热作渴，用当归补血汤而安。（《保婴撮要·卷十三》）

一小儿久病发热，其囟或陷或填，手足或温或冷，余用补中益气汤加蔓荆子、炮姜，治之而安。（《保婴撮要·卷四》）

一小儿年十四，患泄泻……下坠渐愈。后因劳发热，自脐而起，饥则热甚，用六君、炮姜治之稍安，又用加味归脾、补中益气二汤而痊。（《保婴撮要·卷七》）

一小儿伤食发热唇动，或用养胃汤、枳实、黄连、山楂之类，更加腹胀，午后发热，按其腹不痛。余以为服前药，饮食虽化而脾胃复伤也，用六君子汤数剂而痊。（《保婴撮要·卷二》）

一小儿十三岁，内热晡热，形体倦怠，食少作渴。此禀赋怯弱之虚热也，用地黄丸、异功散补之，不越月而痊。（《保婴撮要·卷六》）

一小儿十三岁，壮热便秘。服清凉饮，愈而复作；服地骨皮散，更潮热；又服芩、连四物，不时寒热，体倦，少食而热，或昼见夜伏，夜见昼伏。余谓肝脾虚热，夕用地黄丸加五味子，朝用补中益气汤加山药、山茱而痊。（《保婴撮要·卷六》）

一小儿嗜膏粱甘味，发热作渴，小便白浊，用四味肥儿丸，佐以泻黄散稍愈。复伤食吐泻，服消食丸，胃气复伤，饮食少思，肢体倦怠而渴。先用七味白术散而渴止，次用五味异功散而痊。（《保婴撮要·卷九》）

一小儿五岁，发热作渴，右腮鼻准微赤，或与冷水凉药，即时呕吐。余曰右腮微赤，肺经虚热也；鼻准微赤，胃经虚热也。先用四君、升麻，一剂吐止；又用白术散，二剂而不渴；更用四君子汤，四剂而安。（《保婴撮要·卷六》）

一小儿夜间发热，天明如故，或小腹作痛，饮食少思，面色萎黄，热时面赤，不时饮食。此食积所致，用下积丸治之而消，又用白术散调理而安。（《保婴撮要·卷六》）

一小儿因母每感寒腹痛，饮烧酒，发热痰盛，面赤，手足并热。属胃经实热之天钓也，用清胃散，子母服之并愈。（《保婴撮要·卷三》）

一小儿阴茎肿痛……愈后形气消烁，发热作渴。此肝火制脾土而然也，用益气汤、芦荟丸、异功散而安。（《保婴撮要·卷十四》）

一小儿月余壮热不消，憎寒，头痛拘急。此表邪未解也，用人参败毒散一剂而表邪退，用惺惺散而痊。（《保婴撮要·卷十八》）

一小儿壮热吐血，或兼衄血，右腮鼻准赤色。乃肺胃积热，用《济生》犀角地黄四剂而血并止。（《保婴撮要·卷九》）

一小儿壮热吐血……用《济生》犀角地黄四剂而血并止。后因母饮酒复作，用清胃散，母子服之而愈。（《保婴撮要·卷九》）

一小儿……后又伤风，服参苏饮，汗出喘嗽发热；服清热化痰之剂，更烦热不寐，寻衣撮空。先用六味地黄丸料，水煎服，诸症顿退，再剂而安，却用五味异功散、八珍汤而痊。（《保婴撮要·卷五》）

一小儿干啼，面青或赤，手足并热。或用清热之剂，久不愈。诊其乳母，有肝火气滞，用加味逍遥散、越鞠丸以治其母，时灌子数滴，不旬日，子母并愈。（《保婴撮要·卷三》）

一小儿十三岁……后因科举入场劳役，朝寒暮热，自服前二汤（指归脾汤、补中益气汤。编者注）各三十余剂，不应。时仲秋，脉虚大，按之微细，面白腹痛，亦用前方（指归脾汤、补中益气汤。编者注），倍加肉桂、干姜，四剂亦不应；遂以八味丸料煎服四剂，稍缓；又四剂渐愈，乃用八味丸、十全大补汤而安。（《保婴撮要·卷十》）

一小儿十四岁，朝寒暮热，或时发寒热，则倦怠殊甚，饮食不思，手足指冷，朝用补中益气汤，夕用六君子汤，各二十余剂，渐愈。后因用功劳役，前症复作，更加头痛，脉虚，两寸尤弱，朝用补中益气汤、蔓荆子，夕用十全大补汤，两月余而瘥。但劳役仍复寒热，服前二汤稍愈。毕姻后，又用功过度，朝寒遍体如冰，暮热遍身如炙，朝用补中益气汤加姜、桂，暮用八味丸加五味子，各五十余剂而愈。（《保婴撮要·卷六》）

一小儿禀赋虚羸……又因劳心发热烦渴，用补中益气汤加附子一钱渴止；用参、芪各一两，归、术各五钱，附子一钱，三剂全瘥。（《保婴撮要·卷十》）

一小儿发热呵欠，顿闷咬牙，至夜盗汗。属肝胆火症，用小柴胡汤加山栀二剂，又用地黄丸料煎服而愈。（《保婴撮要·卷十》）

一小儿十四岁，伤食发热，服消食丸，胸腹膨胀，发热作渴，此脾气复伤也，先用四君、升麻、柴胡，饮食渐进，用补中益气汤而愈。后因劳心，发热少食，用四君、升麻、柴胡而愈。（《保婴撮要·卷六》）

一小儿饮食积滞，患呕吐发热，服消导等剂，饮食已消，而热未退。余以为胃经虚热，用六君、升麻、柴胡、木香而愈。（《保婴撮要·卷五》）

一小儿伤食，发热面赤，抽搐呕吐，气喘唾痰。此饮食伤脾，肺气虚弱所致，用六君子汤，炒黑黄连、山栀各二分，一剂顿愈。（《保婴撮要·卷六》）

一小儿伤食发热，呕吐唇动，服消导清热之剂，饮食已消，热赤如故。余曰：此胃经虚热耳。用四君子、升麻、柴胡，四剂而愈。（《保婴撮要·卷二》）

一小儿疟后，腹胀咳嗽倦怠……寻愈。后伤食发热如疟，服寒凉之剂，更加便血，用四君、升麻、柴胡，便血顿止，又用补中益气汤而愈。（《保婴撮要·卷七》）

一小儿停食发热，服芩、连、三棱、厚朴等剂，饮食日少，胸腹膨胀，其纹透至指甲。用补中益气汤加木香、钩藤钩，温补脾气，平制肝木，数剂渐效，又用六君子汤加炮姜治之而安。其间，泛用金石脑麝祛逐之剂，变惊而殁者，不胜枚举，惜哉！（《保婴撮要·卷一》）

一小儿饮食停滞，服消导之剂，饮食既消，热尚未退。此胃经虚热也，用六君子加升麻、柴胡，四剂而愈。（《保婴撮要·卷九》）

一小儿十四岁，肢体倦怠，发热晡热，口干作渴，吐痰如涌，小便淋沥，或面目赤色，身不欲衣。此禀赋肾虚阴燥也，用补中益气汤、加减八味丸而愈。（《保婴撮要·卷八》）

一小儿潮热发躁，左腮青赤。此心肝血虚，用秘旨安神丸及四物、防风、酸枣仁渐愈，又用六味地黄丸调补肝肾而痊。（《保婴撮要·卷六》）

一小儿潮热鼻衄，烦渴便秘，气促咳嗽，右腮色赤。此肺与大肠有热也，用柴胡饮子，一服诸症顿退。后因惊复作，微搐顿闷。此肝脾气血虚也，用四君子加芎、归、钩藤钩而愈。（《保婴撮要·卷四》）

一小儿痘后潮热，手足发冷。余谓胃气虚弱，用五味异功散，佐以补中益气汤而愈。因饮食过度，前症复作，更腹胀，大便不

实，小便重坠。此脾虚也，用补中益气汤而瘥。（《保婴撮要·卷十九》）

一小儿夜间发热腹胀，余谓脾虚肝盛，朝用五味异功散，夕用四味肥儿丸，热止，乃朝用六味地黄丸，夕用异功散而瘥。（《保婴撮要·卷六》）

一小儿先停食，服克伐之药，致面色萎黄，体倦少食，申酉时潮热，或用清热消导之剂，更加泄泻。余先用六君子汤数剂，后用补中益气汤渐愈。（《保婴撮要·卷六》）

一小儿十四岁而近女色，发热吐痰，至有室，两目羞明，头觉胀大，用地黄丸料加五味子、当归、黄芪，煎服，及补中益气汤，得慎疾而瘥。（《保婴撮要·卷六》）

一小儿寒热不愈，诊其乳母，左关脉弦数，左胁作痛，遇劳则遍身瘙痒，遇怒则小便不利。此因肝经血虚，郁火所致也，先用小柴胡汤加山栀、牡丹皮，诸症顿退，又用加味逍遥散，母子并瘥。（《保婴撮要·卷六》）

一小儿痘不结痂，用补中益气汤、地黄丸料煎服而愈。次年毕姻后，寒热作渴，头晕，脉洪数，按之微细。此脾肾虚火上炎也，以前药各加肉桂五分，引火归经而愈。（《保婴撮要·卷十八》）

一小儿每午前先寒后热，久不愈，用六君子加炮姜，丸芡实大，每服一丸，旬余而愈。（《保婴撮要·卷七》）

一小儿十四岁，疟后肚腹膨胀，小便不利。属脾肾虚寒，朝用补中益气汤，夕用金匮肾气丸而瘥。毕姻后，朝寒暮热，肌体消瘦，服滋阴之剂，更痰甚发热，腹中作胀，小便不利。余朝用补中益气汤，夕用金匮加减肾气丸而愈。（《保婴撮要·卷七》）

一小儿痘后，不时寒热噫气，饮食吞酸，服二陈、枳实、黄连，更寒热如疟，腹坠下气。此中气复伤而下陷也，朝用补中益气汤，夕用五味异功散，各加干姜、木香而愈。(《保婴撮要·卷十九》)

一小儿腹痛……而愈。次年毕姻后，寒热往来，患处作痒，用大补汤、地黄丸而愈。(《保婴撮要·卷十五》)

一小儿患此（指瘰证，编者注）……而愈。后因感冒服表散之剂，烦躁发热，面目俱赤，脉大而虚，用当归补血汤而痊。(《保婴撮要·卷十八》)

一小儿十四岁，每日子时分发热，遍身如炙，午未时则寒，足骨如冰至膝，至子时分，热仍作。此内真寒而外假热也，朝用补中益气汤加参、芪各三钱，附子三分，夕用大剂四君子汤加当归一钱，附子五分，各二十余剂渐安。又用参、术各五钱，归、芪各三钱，陈皮、甘草各一钱，姜桂五分，各数剂。乃朝用十全大补汤，夕用六君子汤，渐愈。又用五味异功散而寻愈。(《保婴撮要·卷六》)

一小儿十四岁……后不慎饮食起居，午前脐下热起，则遍身如炙；午后自足寒至腰如冰。热时脉洪大，按之如无，两尺微，甚则六脉微细如绝。汤粥稍离火，食之即腹中觉冷。此亦禀命门火衰之症也，用补中益气汤、八味丸各百余服渐愈。(《保婴撮要·卷三》)

一小儿患嗽，或用清痰等药，反吐乳发热，搐搦腹胀。此脾胃复伤，而内虚热也，用异功散加钩藤钩渐愈，又用前药加当归而安。(《保婴撮要·卷六》)

一小儿面素白，发热作渴，或面生疮，先君谓肾虚，用加味地黄丸、补中益气汤而愈。(《保婴撮要·卷二十》)

一小儿患此（指壮热不消，憎寒，头痛拘急。编者注），鼻

塞声重，发热身痒，用人参消风散而表症愈。（《保婴撮要·卷十八》）

一小儿十四岁……毕姻后，因房劳勤读，感冒发汗，继以饮食劳倦，朝凉暮热，饮食不思，用六君子、十全大补二汤寻愈。（《保婴撮要·卷三》）

一小儿……次年毕姻后，发热唾痰，盗汗咳血，仍用前药（指六味地黄丸，编者注）而愈。（《保婴撮要·卷十一》）

一小儿十四岁……毕姻后，唾痰体倦，发热作渴。此脾肺虚，不能生肾水，水泛而为痰，用地黄丸、补中益气汤而痊。（《保婴撮要·卷十一》）

一小儿十四岁……毕姻后，咳嗽发热，仍用前药（指补中益气汤、六味地黄丸，编者注）及八珍等药而痊。（《保婴撮要·卷十九》）

一小儿寒热呕吐……而愈。后因惊寒热，寅卯时益甚，小便频数，久而不愈。此肝火血虚，先以小柴胡汤加白术、茯苓、当归，二剂顿止，又用地黄丸而愈。（《保婴撮要·卷七》）

◆注夏

一女子年十四，患注夏，经行之后，发热晡热，烦躁作渴，面赤，脉洪大，按之如无。此血脱发躁，先用当归补血汤四剂，又用八珍汤而安。（《保婴撮要·卷九》）

一小儿禀赋肾虚，患注夏之疾，因乳母大劳，则发热益甚，用补中益气汤，令母子并服而愈。（《保婴撮要·卷九》）

一小儿禀脾肾虚弱，注夏发热，二便不调，朝用补中益气汤，夕用地黄丸而愈。（《保婴撮要·卷九》）

一小儿每春夏口干发热，怠惰嗜卧，劳则头痛。服清凉化痰之药，喘泻烦躁不安；服香薷饮，脉大神思昏烦。余用补中益气汤去升麻、柴胡，加五味、麦门、炮姜，一剂未愈，又加肉桂五分即苏，更用六味丸而愈。（《保婴撮要·卷九》）

一小儿素有食积，注夏发热，倦怠少食，大便不实，朝用五味异功散少加升麻、柴胡，夕用四味肥儿丸而寻愈。（《保婴撮要·卷九》）

一小儿注夏，食生冷之物，腹中作痛，甚则发搐厥冷，用人参理中丸而愈。（《保婴撮要·卷九》）

◆ 咳嗽

吴江史万洲子，伤风咳嗽，或用散表化痰之药，反加痰盛腹胀，面色㿠白。余谓脾肺气虚也，用六君、桔梗，一剂顿愈。三日后，仍嗽，鼻流清涕。此后感于风寒也，仍用前药加桑皮、杏仁而愈。（《保婴撮要·卷六》）

一小儿，伤风咳嗽，发热，服解表之剂，更加喘促，出汗。余以为肺脾气虚，欲用补中益气汤加五味子补之。不信，乃服二陈、桑皮、杏仁、枳壳、桔梗之剂，前症益甚，又加发搐，痰壅。余仍用前药更加钩藤钩而痊。盖小儿脏腑脆嫩，气血易虚，所用之药虽为平和，亦有偏胜之味，须审察病气形气虚实、在表在里之不同，而治之可也。治法见伤风鼻流涕条。（《明医杂著·卷之五》）

一小儿……后因风咳嗽，自汗腹胀。余谓：脾肺俱虚，宜用六君、桔梗。因惑于人言，先服发表之剂，更加气喘盗汗。余用四君、五味子、炮姜，四剂不应；每剂又加人参五钱，炮姜一钱，稍止；又三剂而痊。（《保婴撮要·卷十》）

一小儿患胎惊……而痊。后患伤风咳嗽，咽干内热，用六

味地黄丸料加五味子煎服，及十全大补汤而瘥。(《保婴撮要·卷三》)

一小儿惊风后痰嗽不止，睡卧不宁，诸药无效，余用牛黄清心丸少许顿止。后复伤风邪，痰盛喘急，饮食不下，仍用牛黄丸少许而安，再用异功散加桔梗而愈。(《保婴撮要·卷三》)

一小儿咳嗽，服抱龙丸，反吐泻不乳，腹胀发热，用六君子汤，母子并服而瘥。后因母饮酒仍嗽，用清胃散加曲蘗，母服而子亦愈。(《保婴撮要·卷六》)

一小儿咳嗽，因乳母素食膏粱炙煿所致，用清胃散而愈。(《保婴撮要·卷六》)

一小儿咳嗽……用清胃散而愈。后其母因怒，咳嗽胁痛，其子亦然，母服小柴胡汤，子亦随愈。(《保婴撮要·卷六》)

一小儿咳嗽发热，右脸赤色，作渴烦闷，倦怠少食，肚腹作胀，脉纹如针。此风邪伤肺而饮食伤脾也，先用六君子汤加桔梗、杏仁、柴胡，一剂诸症少愈；后去杏仁、柴胡，再剂而安。(《保婴撮要·卷一》)

一小儿伤风，咳嗽痰甚，杂用化痰等药，寒热益甚，面色或青或赤。此风热相搏也，用牛黄清心丸一服，又六君、桔梗二服而瘥。(《保婴撮要·卷六》)

一小儿伤风咳嗽，服参苏饮，加痰盛喘急，腹胀不食，此脾肺虚而复伤也，用六君、柴胡、桔梗一剂，诸症顿息，用六君子汤而瘥。(《保婴撮要·卷六》)

一小儿伤风咳嗽痰涌。余谓：脾虚肺弱，腠理不密，风邪外乘。用六君子汤加桔梗、桑皮、杏仁而愈。(《保婴撮要·卷二》)

一小儿十五岁……后因书课过劳，自汗时嗽，服外感药，咳嗽益甚，胸膈痞满，呼吸不利。余谓脾肺之气虚甚而然，用参芪

补脾汤而痊。（《保婴撮要·卷十四》）

一小儿体素虚弱，患咳嗽痰涎，服化痰药而痰益甚。余以为脾虚食积，先用六君、神曲、山楂渐愈。后伤风咳嗽，腹胀不食，泄泻酸臭。此食滞伤脾，而肺气虚也，用六君、桔梗而愈。（《保婴撮要·卷九》）

一周岁儿，痰嗽哭不已，用抱龙丸少止，良久亦然。余视其右腮洁白，左腮青赤，此肺肝二经，相击而作。先用泻白散祛肺邪，次用柴胡栀子散平肝木，后用地黄丸滋肾水而痊。（《保婴撮要·卷四》）

一小儿伤风，咳嗽痰涌……而安。复停食作呕，或用药下之，更加咳嗽。余谓此脾肺益虚，欲行调补，彼以为缓，乃服发表克滞之药，前症益甚，更加摇头，余用天麻散倍加钩藤钩及异功散而愈。（《保婴撮要·卷九》）

一小儿痘渐愈，咳嗽，肺脉大而无力，用参苏饮，咳嗽渐愈。因母饮酒，又复咳，用五味异功散加桑白皮、杏仁、山栀，母子并服而愈。（《保婴撮要·卷十九》）

一小儿痘将愈，咳嗽，面色黄白，嗽甚则赤，用五味异功散，调补而愈。（《保婴撮要·卷十九》）

一小儿十四岁，痘愈后，咳嗽，脉数而无力，朝用补中益气汤，夕用六味丸料，各数剂渐愈。（《保婴撮要·卷十九》）

一男子出痘，愈而喘嗽面赤，服参苏饮，面色痘痕皆白。此脾肺气虚而复伤也，用补中益气、五味异功散而痊。（《保婴撮要·卷十九》）

一男子痘愈，而喘嗽面赤。服发表之剂，喘嗽益甚，面色痘痕皆白，手足并冷。余谓脾肺之气复伤而虚寒也，用补中益气汤加干姜，一剂元气渐复，却佐以八珍汤而痊。（《保婴撮要·卷

十九》）

◆ **喘证〔哮病〕**

黄宗伯季子初生时，母弃于水，逾日不死，复收之，遂成喘嗽，额腋臂股各结块核，溃而色紫，误触之痛彻于心，服辛温化毒等剂不应，时已弱冠。余曰：初生喘嗽者，形寒伤肺也；既长而咳嗽者，肝火刑肺也，故结核俱在肝胆部分。始用补中益气汤，后用九味芦荟丸，不月诸症悉愈。此禀母之肝火而患也。（《保婴撮要·卷十四》）

一小儿喘渴面白，手足时冷。此脾肺气虚，用人参白术散、五味异功散而愈。（《保婴撮要·卷十九》）

一小儿痘痂脱尽，因其秽气，用葱椒煎汤浴之，发热痰喘，用八珍加白僵蚕、蝉蜕，一剂痰喘顿止。又用四君、芎、归、钩藤钩而搐止。（《保婴撮要·卷十九》）

一小儿哽气喘咳，腹胀下气，手足不冷不热，此脾虚不能摄气而腹胀下气，肺虚不能摄气而哽气喘咳，用五味异功散加升麻而愈。（《保婴撮要·卷十八》）

一小儿患喘，服发汗之剂，汗不出而喘益甚，用异功散顿愈，又用六君子汤而痊愈。后复痰喘，服下痰丸，前症愈甚，更腹胀作呕，此脾肺负伤也，再用异功散而渐愈。半载后患喘嗽面赤，此心火克肺金，用人参平肺散及六味地黄丸而痊。（《保婴撮要·卷六》）

一小儿患喘，面赤，服牛黄清心丸，面色㿠白，手足不热。余谓脾胃复伤，用六君子汤，不半杯而愈。又伤风寒而喘，面色仍白，用五味异功散加桔梗、生姜，治之顿安。（《保婴撮要·卷六》）

一小儿患痢，喘嗽不已。此肺气虚也，用六君子加木香为末，每服钱许，以人参、陈米、姜汤调服即睡，乳食少进；又二服，而喘嗽顿安，乃用四君子汤而痊。（《保婴撮要·卷七》）

一小儿七岁，患前症（指喘证，编者注）久不愈，或用下痰等药，连泻数次，饮食不入，手足并冷，喘急不得卧。先用六君、桂、姜，益甚；用人参五钱，附子一钱，二剂少缓，又二剂十减三四；乃用独参将愈，却用四君子而瘥。（《保婴撮要·卷六》）

一小儿伤风，喘急不能卧，服参苏饮之类不痊，余用小青龙汤一剂而愈。后复感寒，嗽喘益甚，服发表之药，手足并冷，腹胀少食。余谓脾肺俱虚也，用六君子加桔梗、杏仁而愈。（《保婴撮要·卷六》）

一小儿伤风，咳嗽发热，服解表之剂，加喘促出汗。余谓肺脾气虚，欲用补中益气汤加五味子补之。不信，乃自服二陈、桑皮、枳壳，而发搐痰涌。余仍用前药，加钩藤钩而痊。（《保婴撮要·卷六》）

一小儿十四岁……后停食发热喘嗽，用五味异功散而安。用补中益气汤而痊。（《保婴撮要·卷十九》）

一小儿十四岁，痘方愈而喘，手足不热。余谓脾肺气虚，用补中益气汤而愈。后停食发热，手足不冷。余谓脾气虚热而喘嗽，用五味异功散，二剂而热退，又用补中益气汤而痊。（《保婴撮要·卷十九》）

一小儿十四岁，痘方愈而喘促咳嗽。余谓脾肺气虚，用五味子汤而愈。（《保婴撮要·卷十九》）

一小儿痰喘鼻塞，用惺惺散而愈。后因伤乳，服消导之剂，痰喘腹胀益甚。余谓脾虚不能生肺而痰喘，脾气不能运化而腹胀，用异功散而痊。（《保婴撮要·卷六》）

一小儿外感风邪，服表散之剂，汗出作喘。此邪气去而脾肺虚也，用异功散而汗喘止，再剂而乳食进。(《保婴撮要·卷六》)

一小儿未及周岁，气短喘急，乳食少进，时或吐乳，视其形如去蛇。乃脾伤而食积，先用六君子加山楂、枳实，渐愈。后乳食复伤，吐泻作渴，先与胃苓膏，继与白术散而愈。(《保婴撮要·卷一》)

一小儿形瘦，不时咳嗽，自用参苏散一剂，更加喘急惊搐，面白或黄。余谓：此察脾肺不足，而形气虚羸，因前剂峻利，外邪虽去而肺气益虚，肺虚则宜补脾。先用异功散加桔梗、钩藤钩一剂，痰喘顿定，乃去桔梗，加半夏、当归，再剂惊搐亦去，又加酸枣仁治之而安。(《保婴撮要·卷九》)

一小儿感冒风邪，咳嗽喘逆，不时咬牙，右腮色赤。此肺经客热，用洁古黄芪汤，一剂而痊。(《保婴撮要·卷五》)

一小儿寅卯时发热痰搐，服抱龙丸而愈。后复患，因自用前药，更加咳嗽气喘，不时发搐，面赤或青黄，或浮肿，或流涎。余谓：咳嗽气喘乃脾肺气虚，不时发搐乃木乘土位，面青而黄赤乃肝助心脾，浮肿流涎乃脾气虚弱。用益智丸以补心神，补中益气汤以补脾肺，顿愈。(《保婴撮要·卷二》)

一小儿患咳嗽，服牛黄清心丸，加喘促腹胀。余视其右脸色赤，纹指如枪，属脾气复伤，用六君子汤顿安。(《保婴撮要·卷一》)

一小儿痘将愈，喘渴腹胀，大便不结，小便涩。此脾肺气虚而然也，先用葶苈木香散，又用人参白术散而愈。(《保婴撮要·卷十九》)

一小儿痘将愈，喘躁作渴面赤。此禀足三阴虚也，用地黄丸料数剂，诸症稍可，又佐以益气汤，诸症渐愈。后因沐浴出汗，

仍喘咳烦躁面赤，脉洪大，按之如无。此汗多亡阳也，用当归补血汤而愈。(《保婴撮要·卷十八》)

一小儿有哮病，其母遇劳即发，儿饮其乳亦嗽，用六君、桔梗、桑皮、杏仁治之，母子并愈。(《保婴撮要·卷六》)

吴江史万言子六岁，感冒咳嗽，发散过度，喘促不食，痰中有血，用桔梗汤而愈。后因元气未复，清气不升，大便似痢，或用五淋散、黄连、枳实之类，痰喘目札，四肢抽搐，变慢风而殁。(《保婴撮要·卷六》)

一小儿……毕姻后，喘咳音哑，用地黄丸、益气汤各百余剂，得远帏幕而生。(《保婴撮要·卷十八》)

一男子痘愈而患喘，发热恶寒，余用十全大补汤。不信，反服清热之剂，汗出如雨，身热如炎，面目痘痕如赭赤。余曰：汗多亡阳而虚热也。后果殁。(《保婴撮要·卷十九》)

◆ 肺痈

一童子气禀不足，患肺痈，唾脓腥臭，皮毛枯槁，脉浮，按之涩，更无力，用钟乳粉汤治之。(《外科发挥·卷四》)

一小儿感冒停食吐泻，用疏利之剂，咳嗽脓血。此中气复伤而变肺痈也，用桔梗汤而愈。(《保婴撮要·卷十四》)

一小儿停食，服克伐之药，唾痰腥气，面赤气喘。此元气复伤而成肺痈也，用桔梗汤，脓痰顿止。翌日喘甚，此脾气虚而不能生肺也，用异功散加杏仁、百合而愈。(《保婴撮要·卷十四》)

一小儿停食，服泻药而变肺痈，余先用异功散以救脾肺，次用桔梗汤以治肺痈而瘥。(《保婴撮要·卷十四》)

一小儿咳嗽，服参苏饮而益甚，右寸之关脉浮散。余谓：此风伤皮毛，热伤血脉，血气留蕴，结于肺而成痈也。不信，乃服

表散，唾咳脓血。余曰：此因肺虚不能摄气，脾虚不能摄涎耳，当补脾土以生肺金。又不信，果殁。(《保婴撮要·卷十四》)

◆ 惊悸

一小儿沉默昏倦，肢冷惊悸，其纹如弓之向里。此属胃气虚而外感寒邪也，先用惺惺散，以解外邪调胃气，诸症顿愈。但手足逆冷，又用六君子汤，调补元气而安。(《保婴撮要·卷一》)

一小儿惊悸，睡卧不安，发热饮冷，用《治要》茯苓散而愈。(《保婴撮要·卷十》)

一小儿烦躁惊悸，热渴饮冷，额间色赤。此心经实热所致，先用泻心汤，一服稍缓，又用柴胡栀子散而愈。(《保婴撮要·卷九》)

一小儿白睛多，唇色白，停食吐泻，困睡惊悸，久治不愈。余曰：惊悸为心血虚怯，困睡为脾气虚弱，皆禀脾肾不足所致也。用补中益气汤及六味丸加鹿茸而愈。(《保婴撮要·卷七》)

一女子素血虚惊悸，出嫁后更怔忡晡热，月经过期，用八珍汤加远志、山药、酸枣仁，三十余剂渐愈，佐以归脾汤痊愈。(《保婴撮要·卷十》)

一小儿十三岁，善思多忧，体倦发热，心怀畏惧，必多人相伴乃止，用茯神汤，佐以归脾汤，两月余渐愈。毕姻后，前症复作，加寒热头晕，先用前二汤而惊悸愈，后用十全大补汤、补中益气汤，诸症渐愈。(《保婴撮要·卷十》)

◆ 不寐

一小儿痢后，不食少寐，或兼盗汗，先用异功散加升麻、当归，饮食渐进，佐以补中益气汤，稍得寐。四年后，因用心记诵，

患自汗不寐，饮食甚少，用补中益气汤、五味异功散而愈。(《保婴撮要·卷十》)

一小儿十四岁，勤于功课，彻夜不寐，饮食无味，早间用补中益气汤，午后用异功散，饮食渐有味，夜稍得寐，仍用补中益气汤、八味汤而愈。毕姻后不寐，兼遗精盗汗，用补中益气汤、六味地黄丸而愈。(《保婴撮要·卷十》)

一小儿痘后作痒，夜甚不寐。此脾经气血俱虚，用四君、归、芪数剂而止。(《保婴撮要·卷十八》)

◆ 嗜睡

杨永兴子年七岁，嗜卧兼惊，久不愈。余曰：好睡是脾气虚困也，善惊是心血虚怯也，此心火不能生脾土，子母俱病。用补中益气汤及六味地黄丸加鹿茸而愈。(《保婴撮要·卷十》)

一女子十一岁，患痢后，嗜卧唾痰，饮食难化，胸腹膨胀，服化痰利气之剂益甚。余谓：悉属脾胃气虚，而饮食化痰也。朝用补中益气汤，夕用五味异功散，两月而愈。(《保婴撮要·卷十》)

一小儿病后嗜卧，饮食少思，面色萎黄，中隐青色，用五味异功散加柴胡、升麻为末，每服钱许，日二三次，月余稍愈。又饮食过多，更患呕吐，手足并冷，饮食顿减，先用六君子汤加升麻、柴胡、木香、干姜，二剂诸症渐愈，又用补中益气汤为末，日服二三次，月余而安。(《保婴撮要·卷十》)

一小儿九岁，患痢后，嗜卧唾痰，服化痰药，吐痰益甚，而卧床三年矣。面色萎黄兼白，或时青赤，右关脉微细；左关脉弦数。余谓肝火乘脾，用六君、升麻、柴胡三十余剂而稍健，乃以补中益气汤间服，又各三十余剂而少坐，又五十余剂而痊。(《保

婴撮要·卷十》）

◆ 厥证

一小儿……又饮食过多发厥，手足并冷，用五味异功散加升麻、柴胡、生姜，一剂而愈。（《保婴撮要·卷十三》）

一小儿九岁，素畏风寒，饮食少思，至秋冬口鼻吸气，阴冷至腹，手足如冰，饮姜汤及烧酒方快，其脉细微，两尺如无。余谓此禀命门火衰也，用还少丹不应，改用八味丸，旬余诸症即愈。（《保婴撮要·卷九》）

一小儿曲腰干啼，手足并冷。用六君子加干姜、木香服之，未应；又加肉桂，母子俱服而安。（《保婴撮要·卷三》）

一小儿十二岁……后又起居失宜，朝寒暮热，四肢逆冷，气短痰盛，两寸脉短，用十全大补汤加附子一钱，数剂而愈。乃去附子，用人参三钱，常服始安。（《保婴撮要·卷四》）

一小儿五岁，食粽后咬牙欲吐，项间腹胀昏愦，鼻青黄赤。此脾土伤而食厥也，令用鸡翎探吐，出酸物顿醒，节其饮食，勿药而愈。（《保婴撮要·卷五》）

◆ 痫证

一老人生子方周岁，秋初暴冷，忽发搐似惊痫，过则气息奄奄。此元气虚弱所致，与补中益气汤而愈。（《保婴撮要·卷三》）

一小儿患前症（指惊痫，编者注），每发吐痰困倦，半响而苏，诸药不应。年至十三而频发，用紫河车生研烂入人参、当归末，丸桐子大。每服三五十丸，日进三五服，乳化下，一月渐愈，又佐八珍汤痊愈。（《保婴撮要·卷三》）

一小儿患前症（指惊痫，编者注），服魏香散而愈。后复作，服祛风镇惊之药，上气喘粗。此元气虚寒也，余先用乌蝎四君子汤，稍愈；但倦怠殊甚，用补中益气汤及五味异功散而痊。(《保婴撮要·卷三》)

一小儿目内青，发搐，目直上视，叫哭不已。或用牛黄清心丸，更加咬牙顿闷，小便自遗。余谓：此肝脾虚甚。用补中益气汤、六味地黄丸而愈。(《保婴撮要·卷二》)

一小儿十岁，一小儿七岁，各有痫症，岁发二次，后因出痘及饮食停滞，举发频数，用六君子、补中益气二汤而愈。(《保婴撮要·卷三》)

一小儿七岁发惊痫，每作先君令其恣饮人乳，后发渐疏而轻。至十四岁复发，仍用人乳，不应。余令用肥厚紫河车研烂，人乳调如泥，日服二三次，至数具而愈。后常用加减八味丸而安。至二十三岁发，而手足厥冷，仍用前法，佐以八味丸、十全大补汤而痊。(《保婴撮要·卷三》)

◆ **喜笑不休**

一小儿患前症（指喜笑不休，编者注），面青赤。此肝心二经风热所致也，用柴胡栀子散、六味地黄丸渐愈。又因乳母大怒发热，先用加味柴胡汤，又用加味逍遥散，母子服之并愈。(《保婴撮要·卷十》)

一小儿患前症（指喜笑不休，编者注），因乳母大怒，患血崩，寒热，先用加味逍遥散一剂，用当归补血汤三剂，如此治之各数剂，母子并愈。(《保婴撮要·卷十》)

一小儿喜笑常作，不安，面赤饮冷，手足并热，先用黄连泻心汤，末二服稍定。又用六味地黄丸料煎服，顿愈。常服此丸则安，月许不服，仍前复作，又服愈矣。(《保婴撮要·卷十》)

一小儿年十四岁，用心过度，饮食失节，患喜笑不休，脉洪大而虚，面色赤而或白，余用补中益气汤而愈。次秋科举，饮食劳倦，前症复作，或兼谵语，脉洪大，按之微细如无，用人参一两，姜、枣煎服稍定，又三剂而愈。(《保婴撮要·卷十》)

◆ 悲哭

一小儿每忽哭白睛多，每悲面色赤。余谓：禀赋肾虚，火妄动而然也。用地黄丸，半载后，虽哭而面色不赤，诸症皆愈。(《保婴撮要·卷四》)

◆ 狂证

一小儿痘愈后，时发狂兼喘，发过面色黄白，手足并冷。此脾胃虚弱也，余用补中、八珍二汤各三十余剂。或云当先降火邪而后补元气，乃服芩、连、朴硝之类，汗吐不止而殁。(《保婴撮要·卷十八》)

◆ 抽搐

冬官朱小溪子，项间结核，面色痿黄，肌体消瘦，咬牙，抽搐，头摇，目眨，此肝木克脾土也。用六君子汤、九味芦荟丸而愈。(《明医杂著·卷之五》)

一小儿每停食，身发赤晕，用清中解郁汤而愈。后患摇头咬牙，痰盛发搐，吐出酸腐，待其吐尽，翌日先与七味白术散，次与参苓白术散，遂不复作。若吐后儿安，更不必服药也。(《保婴撮要·卷五》)

一小儿白睛多，吐痰发搐，用地黄丸为主，佐以抑青丸而搐止，后用《世传方》地黄丸而黑睛多。(《保婴撮要·卷四》)

一小儿……寒热往来，四肢瘛疭，用加味逍遥散加漏芦、钩藤钩，服而安。（《保婴撮要·卷十一》）

一小儿跌伤牙龈出血，误服大黄等药，患前症（指瘛疭，编者注），或时烦躁自汗，手欲撮空。此因肝经血虚，肝火炽盛耳，用地黄丸、补中益气汤而愈。（《保婴撮要·卷十六》）

一小儿溃疡后瘛疭，因服牛黄丸，反加四肢无力，项强目直，唇白流涎，手足厥冷，求治于余。余曰：经云脾之荣在唇口，又云脾主四肢，又云脾主涎。此因前药妄下，胃气复伤，肝木侮土，以致前症也，当先救胃气以养五脏。因众议不一，尚未用药。翌早果咬牙呵欠，困卧惊悸，哽气短气，面色皎白，始认余言，遂先用五味异功散，次用补中益气汤而愈。（《保婴撮要·卷十六》）

一小儿仆伤，溃后患前症（指瘛疭，编者注），面青或赤，服风痰之药，咬牙目直，仍欲治风。余曰：凡伤损之症，皆肝主之。故面色青而瘛疭，咬牙目直，皆属肝经血气亏损，风木翕合，火动而生风也。无风可祛，无痰可逐。遂用地黄丸及补中益气汤而愈。（《保婴撮要·卷十六》）

一小儿十四岁患此（指瘛疭，编者注），兼呵欠咬牙，手欲寻衣，所服皆祛风之药。余谓：肝经之血复伤矣，当用地黄丸以滋肾水而生肝木。不信，专于祛风化痰，虚症蜂起，昏愦如醉。此胃气太虚，五脏无所资而然也。以四君子汤，内用人参一两，一日并进三剂，虽苏而无气以动，至十三剂，却佐以地黄丸料，每剂加黄芪五钱，又二十余剂乃愈。次年毕姻，不月而复发，亦用前药而瘥。（《保婴撮要·卷十六》）

一女子十二岁，善怒，睡中抽搐，遍身作痒，饮食少思。此肝经风热，脾土受克也，用参术柴苓汤以清肝健脾而愈。（《保婴撮要·卷三》）

一小儿伤风表汗后，患前症（指寻衣撮空，编者注），恶风面白，手足冷，用补中益气汤加五味子，汗顿止而诸症渐退，又用四剂而安，乃十全大补汤而愈。（《保婴撮要·卷十》）

陆子仁子，感冒后，发痉，不醒人事，磨伤脊肉三寸许一块。此膀胱经必有湿热，诊其脉果数。予谓此死肉最毒，宜速去之。否则延溃良肉，多致不救。遂取之，果不知疼痛，因痉不止。陆君疑为去肉所触。予谓此风热未已，彼不听，另用乳、没之剂，愈甚。复请治，予以祛风消毒药敷贴，查春田饮以祛风凉血、降火化痰之剂而愈。（《外科心法·卷五》）

一小儿百日内患搐，痰涎自流，用惊风药益甚。视其面色黄中隐白，乃脾虚不能摄涎也，用六君子、补中益气二汤而愈。后复患兼气喘，自欲表散行痰。余谓：此肺虚不能纳气归源耳。用五味异功散加钩藤钩、柴胡，调补脾肺，清理肝火而定。（《保婴撮要·卷二》）

一小儿潮热发搐，痰涎上涌，手足指冷，申酉时左腮青色隐白。用补中益气汤调补脾肺，六味丸滋养肝肾而愈。（《保婴撮要·卷三》）

一小儿潮热发搐，痰涎上涌，手足指冷，左肋至申酉时，青中隐白，手足时搐。此肝经虚弱，肺金所胜而潮搐，脾土虚弱而手足冷也，用补中益气汤调补脾肺，用六味地黄丸滋补肝肾而愈。盖病气有余，当认为元气不足，若用泻金伐肝、清热化痰，则误矣。（《保婴撮要·卷六》）

一小儿跌仆，发搐吞酸，腹痛恶心，寸口脉大。余谓：此饮食内伤也。不信，服当归导滞散，连泻五次，目直咬牙，手足厥冷。此脾胃之气复伤，而木火内动也，用五味异功散加干姜，一剂稍缓，又二剂，乃去干姜，加柴胡，再服而痉愈。（《保婴撮

要·卷十六》）

　　一小儿跌伤，唇口发搐，咬牙惊哭腹痛。此出血过多，肝火内动所致也，用四物加柴胡、山栀而安。但焮痛至面，此患处欲作脓耳。用托里散四剂，头目肿痛，其脉滑数，此脓已成，气虚不能溃出也，又用托里散二剂，脓出肿消。若初伤时，不速用收敛疮口之药，则无此患也。（《保婴撮要·卷十六》）

　　一小儿痘疮将愈发搐，服牛黄清心丸，更口噤流涎。此脾胃复伤，肝木所侮，而涎不能归经耳。先用五味异功散加钩藤钩，诸症顿减，次以五味异功散加柴胡而安。（《保婴撮要·卷十九》）

　　一小儿痘疮色赤，发搐痰盛，服抱龙丸而顿愈。又因母大怒，儿仍搐，母服柴胡栀子散、加味逍遥散，母子并愈。（《保婴撮要·卷十九》）

　　一小儿痘疮色赤，四肢发搐，眉唇牵动。此心肝二经热甚，乘脾所致也，用四君、防风、钩藤钩而痊。（《保婴撮要·卷十九》）

　　一小儿痘后，四肢发搐，眉棱尤动，小便频数，脸目青赤。此肝经风热，用四物、柴胡、山栀少愈。但四肢倦怠，饮食少思，大便不实。此脾气受伤而未复也，用四君、升麻、当归而痊。（《保婴撮要·卷十九》）

　　一小儿痘后，寅卯申酉时热甚或兼搐。余谓：寅卯时发热，此肝火本症，申酉时发搐，乃肝木侮金。先以四物、白术、茯苓、钩藤钩，煎送柴胡二连丸而愈；夕用地黄丸，朝用四君、山栀、柴胡及四君子加当归而痊。（《保婴撮要·卷十九》）

　　一小儿痘将愈，发搐痰涌，头目不清，脾虚气弱，肝木侮之，先用五味异功散加柴胡、钩藤钩，搐愈而靥。（《保婴撮要·卷十九》）

一小儿痘愈后发搐，左额青赤，唇口牵动。余谓肝心二经风热所致，先用柴胡栀子散加钩藤钩，后用加味逍遥散而搐止，再用五味异功散而痘愈。（《保婴撮要·卷十九》）

一小儿发搐目札，属肝胆经风热，先用柴胡清肝散以清肝，后用六味地黄丸以补肾而愈。（《保婴撮要·卷二》）

一小儿发搐啼叫，手足指冷，左腮青黑。此脾土虚弱肾水反所侮也，用六君、姜、桂，一剂顿安，又以四君、芎、归及补肝散而愈。（《保婴撮要·卷二》）

一小儿发热夜啼，乳食不进，昏迷抽搐，痰盛口噤，此脾肺气虚，风木所乘，痰食积于胸腹也。先用大安丸，后用六君、钩藤钩而痊。（《保婴撮要·卷四》）

一小儿忽干啼作泻，睡中搐，手足冷。此脾土虚寒，肝木侮之，而作发搐，乃内钓也。用益黄散一剂而安，用四君子加柴胡、升麻，乳食渐进而安。（《保婴撮要·卷三》）

一小儿患前症（指抽搐，编者注），面青黑或痿黄。审其母素有郁怒，用加味逍遥散、加味归脾汤，治其母而子亦愈矣。（《保婴撮要·卷二》）

一小儿两目动札，手足发搐，数服天麻防风丸之类，前症不愈，其痰益甚，得饮食稍愈。视其准头及左颊色青黄。余曰：脾主涎，此肝木克脾土，不能统摄其涎，非痰盛也。遂用六君、升麻、柴胡、钩藤，二剂饮食渐进，诸症渐愈，又用补中益气汤而安。（《保婴撮要·卷二》）

一小儿申酉时发热面赤，腹中作痛，或用峻利之剂下之，致发搐吐痰作渴，腹痛按之即止。此脾胃伤而变症也，用七味白术散、补中益气汤顿安。（《保婴撮要·卷六》）

一小儿素面白，忽然目唇微动，时面色黄青，良久其唇口、手足亦微动。此脾虚而肝侮之也，用五味异功散加钩藤钩、白附子，一剂而面青少退，再二剂，唇口动亦止，又用异功散加升麻、柴胡四剂而痊。（《保婴撮要·卷二》）

一小儿未满月发搐呕乳，腹胀作泻。此乳伤脾胃，用五味异功散加漏芦，令母服之，子亦服匙许遂愈。（《保婴撮要·卷二》）

一小儿因停食腹痛……痊愈。后因乳母恚怒，致见寒热发搐作呕，用六君、柴胡、山栀以治其母，兼灌其儿并愈。（《保婴撮要·卷七》）

一小儿印堂青黑，至夜啼搐。余谓脾土虚寒也，用钩藤饮而安。（《保婴撮要·卷三》）

一小儿月内发搐鼻塞，乃风邪所伤，以六君子汤加桔梗、细辛，子母俱服；更以葱头七茎，生姜二片，细擂摊纸上，合置掌中令热，急贴囟门，少顷鼻利搐止。（《保婴撮要·卷二》）

一小儿寅卯时发热，或兼搐有痰，服抱龙、泻青二丸而愈。后复患，服前药，兼咳嗽气喘，不时发搐，面赤色或青黄，或浮肿，或流涎。余谓咳嗽气喘，脾肺气虚也；不时发搐，肝木乘脾也；面青黄，肝入心脾也；浮肿流涎，脾气虚也。用益智丸以养心血，补中益气汤以补脾气而愈。（《保婴撮要·卷六》）

一小儿发热拘急，四肢瘈疭，左腮赤。此心肝二经风热，先用柴胡清肝散，次用六味地黄丸而愈。（《保婴撮要·卷二》）

一小儿发热作渴，用泻黄散，大便重坠，口角流涎。仍欲泻火。余曰：鼻准青白多而黄色少，属脾胃虚寒，肝木所侮。盖口角流涎，脾气虚而不能摄也；大便重坠，脾气陷而不能升也。不信，另用凉惊之剂，果眉唇微动，四肢微搐。余曰：此虚极而变慢风也。始用六君、当归、木香、炮姜、钩藤钩，二剂未效，意欲更药。余曰：此药力未至也。仍加附子一片，服之即安。后去

附子，又二剂而愈。（《保婴撮要·卷二》）

一小儿伤食，发热抽搐，呕吐喘嗽。属脾肺气有热，用六君、炒黑黄连、山栀而愈。（《保婴撮要·卷六》）

一小儿吐乳不食，手足搐搦，痰涎上涌，手足指冷，额黑唇青。此肾水胜心火也，用五味异功散加木香、炮姜顿愈；去姜，又数服而愈。（《保婴撮要·卷七》）

◆ 惊风

一小儿……后因惊，服至宝丹，吐痰发搐，手足指冷。此肝木虚而肺金乘之，用补中益气汤以补脾肺，六味地黄丸以滋肝肾而愈。（《保婴撮要·卷十三》）

一小儿四岁，每饮食失节，或外惊所忤，即吐泻发搐，服镇惊化痰等药后，患益甚，饮食不入，药食到口即呕。余用白术一味和土炒黄，用米泔水浓煎，不时灌半匙，尚呕，次日微呕，又一日不呕；渐加至半杯，月余而愈。（《保婴撮要·卷七》）

一小儿吐泻，惊搐项强。乃脾伤而肝侮，形气虚而病气实也，用异功散加钩藤钩补脾平肝而愈。（《保婴撮要·卷七》）

一小儿滞颐……诸症并愈。后停食挟惊，吐泻发搐，滞颐腹痛复作，用六君加柴胡、钩藤钩，四剂而痊。（《保婴撮要·卷五》）

一小儿因惊，吐泻腹胀，先用六君、木香、柴胡，治之稍可；又以五味异功散而愈。后因惊搐痰甚，或用镇惊化痰之药，倦怠不食，而泄益甚，先用异功散加木香、钩藤钩四剂而愈。（《保婴撮要·卷七》）

一小儿因发热表散出汗，眼赤发搐。审其母，素有肝火发热。以异功散加柴胡、升麻，子母并服稍愈。又用加味逍遥散，

其热顿退。继用补中益气汤、六味地黄丸，子母寻瘥。（《保婴撮要·卷四》）

一小儿病后，遇惊即痰甚，咬牙抽搐，摇头作泻，恪服脑、麝、朱砂等药，以致慢惊而卒。（《保婴撮要·卷二》）

一小儿感冒咳嗽，发散过度，喘促不食，痰中有血，余用桔梗汤而愈。后元气未复，大便以痢，或用芩、连、枳实之类，变慢脾风而卒。（《保婴撮要·卷十四》）

奚氏女六岁，忽然发惊，目动咬牙，或睡中惊搐，痰涎壅盛，或用化痰祛风等药，益甚。余曰：面青而见前症，乃属肝木克脾土，不能摄涎而上涌也，当滋肾水生肝血，则风自息而痰自消矣。遂用六味丸而愈。（《保婴撮要·卷二》）

一小儿受惊骇，恪服镇惊化痰等药，忽患前症（指寻衣撮空，编者注），眼上面萎黄，或兼青赤。此肝经阴血虚，阳气旺而生风耳，当滋肝肾益脾肺，遂用异功散而瘥。（《保婴撮要·卷十》）

一小儿，三岁，因惊抽搐，发热，痰盛，久用抱龙丸等药，以清风痰，反致面色或赤或青。余谓此心肝二经血虚风热而生痰，不足之象也。先用六味地黄丸以滋养肝肾，佐以六君子汤，少加柴胡、升麻以调补脾胃，诸症顿退而痊。（《明医杂著·卷之五》）

一小儿不时睡中惊动发搐，作渴饮冷，左腮青，额间赤。先用柴胡清肝散加钩藤钩四剂以治肝火，后用五味异功散以健脾，又用地黄丸补肾肝而安。（《保婴撮要·卷二》）

一小儿潮热烦渴……顿愈。后因微惊，发搐咬牙顿闷。此肝脾气血虚也，用四君、芎、归、钩藤钩而愈。（《保婴撮要·卷六》）

一小儿瘛疭啼叫，额间青黑。此惊风肝木乘脾，腹中作痛也，

先用六君子汤加木香、柴胡、钩藤钩，啼叫渐缓；更加当归，又二剂而安。(《保婴撮要·卷四》)

一小儿七岁，惊搐发热不已，巳午未时益甚，形气殊倦，热定饮汤。此心脾气虚，朝用补中益气汤加益智仁，夕用六君、当归、钩藤钩寻愈。后饮食过多，复作呕泻，或治以保和丸，反加寒热发搐。此脾土复伤，而肝木所侮也，用六君、柴胡，寒热止而饮食进；但午未之时仍泄，用补中益气汤加茯苓、半夏、钩藤钩而愈。(《保婴撮要·卷二》)

一小儿乳食过多，患吐泻，用大剂异功散加柴胡、升麻，母子服之而愈，后因惊，服至宝丹之类，发搐弄舌，几至慢惊，余用六君子汤加白附子，服之而愈。(《保婴撮要·卷六》)

一小儿三岁，患急惊，面赤发热，作渴饮冷，用泻青丸一服，热衰大半。因见得效，翌早又自制一服，反加吐泻发搐，面色青白，手足指冷。此热既去而妄自伤脾也，用六君子、姜、桂、升麻、柴胡，一剂得安。是以前哲谓小儿易为虚实，攻伐之药衰其大半乃止，不可过之。罗谦甫约方约囊之论确矣。(《保婴撮要·卷三》)

一小儿三岁，因惊抽搐，发热痰盛，久服抱龙丸等药，面色或赤或青。此心肝二经血虚风热生痰也，用六味丸滋肾生血，用六君、柴胡、升麻调补脾胃而安。(《保婴撮要·卷三》)

一小儿睡卧惊悸，发热痰盛，脉形如弓之向外。此因惊，木旺伤脾而食不消也，先以天麻防风丸，祛风定惊；后用五味异功散，壮脾止搐，全瘥。(《保婴撮要·卷一》)

一小儿夜睡忽然惊动如搐，大便酸臭而色青。此饮食伤脾而肝旺也，先用异功散加柴胡、升麻、山栀，又用四味肥儿丸而愈。(《保婴撮要·卷二》)

一小儿已午时，撮热惊悸，发时形气倦怠，面黄懒食，流涎饮汤，此心火虚而不能生脾土也。不信，自服凉心之药，更加吐泻，睡而露睛，几成慢脾风。用六君、姜、桂，佐以地黄丸而愈。（《保婴撮要·卷二》）

一小儿因母屡恚怒，发热吐血，或时衄，用加味小柴胡汤之类，治其母并愈。后母因劳役兼怒气，致儿患惊撮，或用抱龙丸，又加吐血，予以加味逍遥散，母子并愈。阙后乳母仍劳役发热，此儿即惊撮，或吐血或衄血，母用补中益气汤，子用犀角地黄汤顿愈。（《保婴撮要·卷九》）

一小儿因乳母受惊发撮，时目赤壮热，腹痛哭而曲腰。用四物加柴胡、防风，又用加味逍遥散加熟地黄以清肝热，生肝血，再用地黄丸滋肾水以生肝木，母子俱安。（《保婴撮要·卷三》）

一小儿周岁后，从桌上仆地，良久复苏，发撮吐痰沫，服定惊化痰等药，遇惊即复作。毕姻后，不时发而难愈，形气俱虚，面色萎黄。服十全大补、补中益气二汤而愈。（《保婴撮要·卷三》）

一小儿七岁，患急惊将愈，而发热惊悸，误服祛风化痰之剂，更加惊撮，吐痰喘嗽，腹胀少食，恶寒。再用抱龙丸，大便似痢，寒热往来，殊类风症。先君治之，以为脾气亏损，诸经无所滋养而然，用四君子汤为主，少加升麻、柴胡以升补阳气而愈。（《保婴撮要·卷三》）

举人杜克宏子，发热，抽撮，口噤，痰涌，此肝胆经实火之症，即急惊风也。先用泻青丸一服，又用六味丸二服，诸症顿退，乃以小柴胡汤加芍、归、山栀、钩藤钩而安，却用补中益气汤而愈。（《明医杂著·卷之五》）

举人余时正子伤食发丹，服发表之剂，手足抽撮，服抱龙丸，目眴痰盛。余谓：脾胃亏损，而变慢惊也，无风可祛，无痰可逐，

只宜温补胃气。遂用六君加附子，一剂而愈。(《保婴撮要·卷三》)

一小儿患前症（指发惊，目微动咬牙，编者注），痰涎自流，用惊风之药，其症益甚，脾胃益虚。视其面色痿黄，口中吐痰。用六君子、补中益气汤而愈。(《保婴撮要·卷二》)

一小儿患胎惊，用紫河车丸及十全大补汤，及钩藤膏而愈。毕婚后复发，用大剂独参汤、六味丸加五味子、黄芪、当归煎服，半载举发稍轻，年余不再发。后每劳役怒气仍发，即用煎药随愈。又伤寒愈后复作，虚症悉具，莫能名状，用紫河车二具，独参煎汤十余斤而痊。(《保婴撮要·卷三》)

一小儿患胎惊，诸药不应，用紫河车研烂如泥，每用钱许，乳化服之，更以十全大补汤加钩藤钩、漏芦，与母服。两月余举发渐轻，年余举发渐稀，服年余不再发。至出痘后复发，取紫河车研烂，入糯米粉丸小豆大，每服百丸，以乳送下，服二具全痊。(《保婴撮要·卷三》)

一小儿惊悸痰盛，泻乳不消。此感风邪夹惊，肝伤脾而气虚，先以天麻防风丸祛风定惊，后用五味异功散壮脾止搐而愈。(《保婴撮要·卷二》)

一小儿九岁，因惊发热，抽搐顿闷，咬牙作渴，饮冷便秘，面色青赤，而印堂左腮尤赤。此心脾二经风热相搏，乃形病俱实之症也。先用泻青丸料炒黄连一剂，大便随利，热搐顿减；继用抑青丸一服，诸症悉退。但面色萎黄，肢体倦怠，饮食少思。此病气去而脾气未复也，用补中益气汤及地黄丸而痊愈。(《保婴撮要·卷三》)

一小儿……后因乳母怒气，致儿发热惊搐，用柴胡栀子散，母子并服而瘥。(《保婴撮要·卷九》)

一小儿沉困发热，惊搐不乳，视其脉纹如乱鱼骨。此风热急惊之症也，先用抱龙丸少许，祛风化痰；后用六君子汤加柴胡，壮脾平肝而愈。(《保婴撮要·卷一》)

一小儿发热抽搐，口噤痰涌。此胆经实火为惊风也，先用泻青丸一服，六味丸二服，诸症即退；又用小柴胡汤加芎、归、山栀、钩藤钩，次以补中益气汤而痊。(《保婴撮要·卷三》)

一小儿忽然发热，目动咬牙，惊搐痰盛，或与祛风化痰药益甚，面色青黄。乃肝木克脾。脾之液为涎，虚则涎不能摄，上涌而似痰也。法当生肝补脾，则风自息痰自愈矣。遂用六味丸及六君子汤而愈。(《保婴撮要·卷三》)

一小儿溃疡，烦躁惊搐撮空，用六味丸料煎服，以滋肾肝，用五味异功散，以补脾肺渐愈，又用八珍汤而痊。(《保婴撮要·卷九》)

一小儿眼胞微肿，咳嗽恶心，小便泔白。余谓脾疳食积也，用五味异功散，佐以四味肥儿丸而愈。后不节饮食，视物不明，余曰：目为五脏之精，脾胃复伤，须补养为主。不信，乃服峻厉之剂，变慢脾风，竟为不起。(《保婴撮要·卷八》)

一小儿暑月吐泻，目唇微动，面色青白，手足并冷。仍用玉露散。余谓：已变慢脾风也，当温补脾肾。不信，后果殁。(《保婴撮要·卷二》)

一小儿痘密而灰白色，始末悉用补托之药，安后饮食过多，呕吐，面青白，唇目牵动，先君以为慢脾风症之渐。不信，翌日手足时搐，用五味异功散加木香、干姜而愈。(《保婴撮要·卷十九》)

◆ **滞颐**

一小儿十一岁，滞颐兼吸气下气，时常停食，服消导清热之剂，大便不实，小腹重坠。此脾气下陷也，用六君、升麻、柴胡，饮食渐进，大便渐实，又用四神丸而愈。(《保婴撮要·卷五》)

一小儿停食腹痛，服峻利之药，吐泻自汗，厥冷滞颐，用六君、升麻、柴胡而愈。(《保婴撮要·卷五》)

一小儿停食腹痛，用疏导之药，痛止，左项筋动，口角涎流，面色萎黄，肢体微肿，先用六君、柴胡、升麻、山栀四剂，次用异功散加升麻而痊。(《保婴撮要·卷五》)

一小儿吐舌流涎，余谓心脾有热，用导赤、泻黄二散而愈。后自服清热化痰等药，更加弄舌，余用异功散加钩藤钩而安，又用六君子汤而愈。(《保婴撮要·卷五》)

一小儿滞颐，面色白或赤，目札咬牙。此禀肝肾气不足，内热而生虚风也，用地黄丸以滋肾水，异功散以补脾土而安。(《保婴撮要·卷五》)

一小儿滞颐，面色白或鳌，腹痛，手足时冷，脉微细。此肺肾虚寒也，宜先培其脾土。用温胃散，二服腹痛顿止；又六君子汤，诸症并愈。(《保婴撮要·卷五》)

一小儿滞颐，面色赤，手指热，用泻黄散一服而愈。后因乳母饮酒，其子复患前症，用东垣清胃散加干葛、神曲、麦芽，母子并服而愈。(《保婴撮要·卷五》)

一小儿滞颐，面色萎黄。余谓当调补中气。不信，用清热之剂，更加弄舌。乃用五味异功散，渐愈。后因停乳，吐泻复作，先用大安丸消其宿乳，次用五味异功散补其中气而痊。(《保婴撮要·卷五》)

一小儿滞颐面青，手按其腹则叫痛。此夹食与惊也，用异功散加枳实、升麻，二剂而愈。后又停食，吐泻滞涩，发搐，面色青黄。此脾虚而肝木乘之也，用异功散加升麻、柴胡、钩藤钩而愈。(《保婴撮要·卷五》)

◆ 噫气

一女子十四岁，性急多怒，噫气，常服木香槟榔丸，胸中爽快。(《保婴撮要·卷十》)

一小儿脾气素弱，饮食少思，常患虚弱，毕姻后噫气，右关脉弱，不及本部，左关脉弦数而长。此脾气虚肝木胜之也，用六君、柴胡、炒黑山栀，治之寻愈。后因劳复作，用补中益气汤加益智，二剂而痊。后又劳，复头晕，仍用前汤，更加蔓荆子而愈。(《保婴撮要·卷十》)

一小儿十一岁，察胃气充实，饮食过多，胸满噫气，用枳壳散渐愈，又用六君子汤痊愈。(《保婴撮要·卷十》)

◆ 吞酸

一女子吞酸唾痰，恪用清气化痰之药，余谓属中气虚，不信。后觉肚腹肿胀，大小便淋沥而殁。(《保婴撮要·卷十》)

一小儿吞酸嗳腐，发热口渴，先用保和丸二服，以消宿滞，又用六君、木香、干姜以温养中气而愈。(《保婴撮要·卷十》)

一小儿吞酸，喘嗽腹胀，面白兼青。余谓脾肺之气虚，先用补中益气汤加茯苓、半夏二剂，喘胀悉愈，又用六君子汤及五味异功散而愈。(《保婴撮要·卷十》)

一小儿十三岁，吞酸，每食碗许，稍多则泻或腹胀，面色黄或青白。此脾肺虚，肝木所胜，用六君、干姜、柴胡、升麻，间

佐以补中益气汤而痊。（《保婴撮要·卷十》）

一小儿吞酸，用六君子汤而愈。后伤食复作，兼泻，先用五味异功散加升麻、干姜，泻顿止，又以六君子煎送四味茱萸丸而愈。（《保婴撮要·卷十》）

◆呕吐（恶心）

一小儿寒热呕吐，或泻青色。余谓脾虚肝木所乘也，用六君、柴胡、升麻治之而愈。（《保婴撮要·卷七》）

史少参孙二岁……至六月初患吐泻，两眼瞤动，或投参、术之类不应，以为慢惊，欲用附子药，请余议。视其寅卯关脉赤，此属风热伤脾，用柴胡清肝散加钩藤钩、木贼草，一剂即愈。（《保婴撮要·卷十一》）

吴江史万湖子七岁，患吐泻，囟目顿陷，天柱骨倒，兼面赤色。余适在彼，先用补中益气汤加附子一剂，其泻止，而诸症愈，又用钱氏地黄丸料煎服顿安。（《保婴撮要·卷三》）

一女子十一岁……又伤食吐泻，用六君子汤，月余不应；乃以人参五钱，干姜五分，姜枣煎服百余剂始应；仍用补中益气、异功散而痊。（《保婴撮要·卷十》）

一小儿疟疾将愈，饮食过多，腹胀发热，大便不通，用消积丸、保和丸、异功散，调理脾胃而愈。后饮食不节，寒热吐泻，先用胃苓散，吐泻止；又用异功散、柴胡、升麻，寒热愈。（《保婴撮要·卷七》）

一小儿……后伤饮食，吐泻完谷，形气甚困，四肢微搐，视其纹如去蛇。余曰：且勿用药。次日吐止，但搐而泻青黄，此脾土虚而肝木胜也，用六君子加钩藤钩而痊。（《保婴撮要·卷一》）

一小儿……后因伤乳吐泻，面色或青或白，手足并冷。属脾

气虚寒，用六君子、木香、干姜而愈。(《保婴撮要·卷三》)

一小儿……后因饮食所伤，吐泻不止，摇头咬牙。此脾气虚而肝邪内侮也，用六君、升麻、柴胡而安，又用十全大补汤、六君子汤而愈。(《保婴撮要·卷十六》)

一小儿……后伤食吐泻，用五味异功散加干姜而愈。(《保婴撮要·卷十五》)

一小儿……因饮食停滞，患吐泻，用六君子汤而愈，又用四君、当归、浮麦而汗止。(《保婴撮要·卷十》)

一小儿病后吐水，心间作痛，余谓胃气虚寒，用五味异功散而愈。后每吐，凡患病，饮食不进，手足并冷，即吐水心痛，余用前散（指异功散，编者注）加升麻、柴胡即愈。或用逐虫之剂，前症益甚，更加腹痛重坠，余用补中益气汤加炮姜，治之而愈。(《保婴撮要·卷九》)

一小儿……后饮食停滞，作呕不食，先用保和丸一服，次用异功散而愈。(《保婴撮要·卷十五》)

一小儿饮食多即吐……而愈。后症（指腹痛呕吐，编者注）复作，另投祛逐之剂，吐泻不食，腹中痛甚，以手按之则止。此脾气复伤也，先用补中益气汤加茯苓、半夏一剂，又用六君子、升麻、柴胡二剂，饮食顿进。后食生冷，夹惊吐泻，手足并冷，唇口搐动，用六君、钩藤钩、柴胡而愈。(《保婴撮要·卷七》)

一小儿九岁，因吐泻后，项软面白，手足并冷，脉微细，饮食喜热。余先用六君子汤加肉桂五剂，未应；更加炮姜四剂，诸症稍愈，面色未复，尺脉未起；佐以八味丸，月余而色微黄，稍有胃气矣。再用前药，又月余，饮食略增，热亦大减。乃朝用补中益气汤，食前用八味丸，又月余元气渐复，饮食举首如常。又月余而肌肉充盛，诸病悉愈。(《保婴撮要·卷三》)

一小儿痢后腹胀作呕，大便不实，小便不利，诸药不应。余先用五味异功散加木香、肉果数服，二便少调；又数剂，诸症少愈；用八味丸补命门之火，腹胀渐消；用金匮加减肾气丸，诸症顿退；又用四君、升麻、柴胡而痊安。（《保婴撮要·卷七》）

一小儿呕吐，发热腹痛，面赤手热，口干饮汤，按其腹不痛。此脾胃气虚也，用异功散加木香、干姜一剂而愈。后伤食，吐而咽酸，腹中作痛，按之益甚。此饮食内停也，用保和丸二服而痊。（《保婴撮要·卷七》）

一小儿呕吐发热，胸痞胁痛，作喘发搐，因乳母恚怒。母服加味逍遥散，子服异功散加钩藤钩、山栀并愈。（《保婴撮要·卷六》）

一小儿呕吐作渴，暑月或用玉露饮子之类而愈。又伤食吐酸，余先用保和丸一服，吐止；次用五味异功散，饮食渐进；又用四君子汤而痊。（《保婴撮要·卷七》）

一小儿七岁，呕吐不食，面白指冷。此胃气虚寒也，用理中汤，呕吐顿愈；又用六君子汤而痊。（《保婴撮要·卷七》）

一小儿七岁，身羸兼吐，少食发热面黄。余谓脾脏受伤，用六君、煨姜，二剂而饮食进；去姜，又数剂而愈。（《保婴撮要·卷七》）

一小儿七岁，夏间过食生冷之物，早间患吐泻，面赤作渴，手足并热，项软囟陷，午后面色顿白，手足并冷，脉微欲绝。急以六君子汤加附子一剂，诸症顿除，囟顶顿起而安。小儿易虚易实，故虽危症，若能速用对病之药，亦可回生者。（《保婴撮要·卷三》）

一小儿伤食，吐泻不已，后便泄青色，睡而露睛，手足指冷，额黑唇青。余谓：大便青色，木胜土也；或时溏泄，脾气不足也；

额黑唇青，寒水侮土也，悉属中气虚寒。用五味异功散加升麻、柴胡、木香、附子，二剂而愈。（《保婴撮要·卷九》）

一小儿伤食嗳腐，用平胃散一服，宿滞顿化。余云不必多药，但节其饮食自愈。不信，别用克滞之药，更加吐泻，以致不救。（《保婴撮要·卷六》）

一小儿伤食发热，呕吐酸物，手指常冷。此胃气虚寒，阴盛隔阳于外，虚热所致也，用保和丸末二钱，浓姜汤调服而吐止，再用六君子汤加山栀而安。（《保婴撮要·卷七》）

一小儿伤食呕吐，发热面赤，服消导清热之剂，饮食已消，热赤未退。余以为胃经虚热，用六君、升麻、柴胡，四剂而痊。（《保婴撮要·卷六》）

一小儿伤食吐泻……而愈。后患吐泻不已，先用胃苓散，后用异功散而安。（《保婴撮要·卷七》）

一小儿盛暑呕吐飧泄，服黄连香薷饮益甚，用白虎石膏汤而腹胀作痛，手足并冷。余谓脾气虚寒，且夏月伏阴在内也，用五味异功散加木香而愈。（《保婴撮要·卷九》）

一小儿时吐乳食，诊其母有郁怒之症，用加味归脾汤、加味逍遥散治之而愈。（《保婴撮要·卷七》）

一小儿食凉粉，而呕吐酸物，头痛发热。此内伤兼外感也，用人参养胃汤末二钱，姜汤调服，诸症皆愈，惟吐酸涎，用大安丸一服而止。（《保婴撮要·卷七》）

一小儿暑月患吐泻，服香薷饮、五苓散之类而止，但手足并冷，睡而露睛，饮食不入，肠鸣作呕，欲用清凉之剂。余曰：此始为热，终为寒也，当舍时从症。用人参理中丸，以姜汤化二服，病势始定，次用助胃膏渐安，又用六君子汤调理而愈。（《保婴撮要·卷七》）

一小儿啼叫面赤……而愈。后又面青，手足冷，啼叫吐泻，其粪腥秽，用助胃膏一服而安。（《保婴撮要·卷三》）

一小儿体素虚弱，患咳嗽痰涎……而愈。又饮食停滞，呕吐痰涎，喘嗽面白。余谓：脾虚不能消化饮食而为痰，肺虚不摄气归源而作喘。仍用六君子汤而愈。大凡腠理不密，外邪所感而肺病者，因脾胃气虚不能相生，必用六君子汤。若脾胃气实，大肠不利而肺病者，用泻黄散。若心火炎烁肺金而喘嗽者，用地黄丸。（《保婴撮要·卷九》）

一小儿停食，服通利之剂作呕腹胀。此脾胃复伤也，用补中益气汤而愈。（《保婴撮要·卷二》）

一小儿停食吐泻，身热作渴，泻下红白或青黄色，服香连丸而愈甚，兼手足指冷。余谓始为实，终为虚也，用补中益气汤加木香、肉果而愈。（《保婴撮要·卷七》）

一小儿吐黄水，所食之物，悉皆甘味，用泻黄散，清其胃火而愈。后因停食，服克伐之药，口甘不食，形气殊弱，用补中益气汤，养其中气而痊。（《保婴撮要·卷六》）

一小儿吐乳，大便臭秽，目睛缓视，因乳母交感后饮乳所致，用六君、木香、藿香治之而安。（《保婴撮要·卷七》）

一小儿吐酸，作渴饮冷，腹痛发热，用人参养胃汤加黄连一剂，吐热稍定；又用保和丸一服，腹痛顿止。后伤食复吐，腹胀，大便不通，用紫霜丸下之寻愈……后患吐泻，手足并冷，用助胃膏顿痊。（《保婴撮要·卷七》）

一小儿吐酸发热，用保和丸渐愈，又用四君、山楂、神曲而安。后因饮食过多，呕吐复作，另用下积丸，更加作泻腹胀，手足发搐。余以为肝木侮脾，用五味异功散加柴胡、钩藤钩而搐止，又用六君子汤，饮食渐进而痊。（《保婴撮要·卷七》）

一小儿吐酸乳食，用四君、吴萸、黄连、木香，补脾平肝而愈。后口中有酸水，仍用前药随愈。后吐苦水，而口亦苦，用龙胆汤以清肝火，四君子汤以补脾土而痊。（《保婴撮要·卷六》）

一小儿吐泻，腹胀不乳。此脾胃伤也，先用香砂助胃膏而饮食进，后用六君子汤而脾胃健。（《保婴撮要·卷七》）

一小儿吐泻，呵欠顿闷，不语畏明，属脾肺不能生肝肾也，用异功散补脾肺，地黄丸补肝肾遂痊。（《保婴撮要·卷七》）

一小儿吐泻发热，囟陷作渴，用七味白术散，母子并服而愈。（《保婴撮要·卷四》）

一小儿吐泻惊悸，困倦腹胀。此心火虚而脾土怯也，用六君、茯神、酸枣仁而愈，又用秘旨保脾汤乃瘥。（《保婴撮要·卷七》）

一小儿吐泻乳食，色白不化，露睛气喘。此脾肺不足，形病俱虚也，先用异功散加柴胡、桔梗顿愈，再用补中益气汤而安。（《保婴撮要·卷七》）

一小儿下痢腹痛……顿愈。复作呕吐咽酸，或用巴豆之药连泻五次，饮食倾减，手足并冷。余用五味异功散加木香、干姜，饮食少进，倍用干姜，又四剂，手足温而痢亦痊。（《保婴撮要·卷七》）

一小儿夏间呕吐腹痛，大便不通，服大黄药而愈。又伤食，患吐发热，服泻黄散等药，呕吐腹痛，按之即止，面色青黄，手足并冷。此脾胃复伤而虚寒也，用异功散加木香愈之。后又伤食，腹胀作痛，或用消食丸，吐泻并作，小腹重坠，午后益甚，余朝用补中益气汤，夕用六君子加木香而愈。（《保婴撮要·卷七》）

一小儿夏月吐乳，手指发热，作渴饮冷，口吐涎水。余谓胃气热，廉泉开而涎出也，用泻黄散而愈。后复呕吐，另用克滞之剂，口渴饮汤，流涎不已。余谓胃气虚寒，不能摄涎也，用理中

丸而愈。(《保婴撮要·卷七》)

一小儿泄泻不食，嗳腐酸气，用平胃散一服而泻止，又用五味异功散而饮食增。后复伤，吐泻喘嗽，手足指冷，面色黄白。余谓脾虚不能生肺也，用六君、升麻、桔梗而愈。(《保婴撮要·卷七》)

一小儿囟陷吐泻，手足并冷，用白术散加木香、炮姜，治之而愈。(《保婴撮要·卷四》)

一小儿因乳母感冒风寒发热，儿患呕吐，身发赤晕，用东垣人参安胃散而愈。又咬牙发搐，呕吐酸腐，待其吐止自安。(《保婴撮要·卷七》)

一小儿阴囊赤肿……而愈。后吐泻，小便赤涩，两目眴动，视其寅卯二关脉赤。此肝经风热也，用柴胡清肝散加钩藤钩、木贼草而愈。(《保婴撮要·卷九》)

一小儿饮食后即泻，先用六君、升麻、神曲、山楂而止，又用五味异功散加升麻而痊。后伤食，吐泻腹痛，用保和丸二服，又用异功散，调补脾气而安。(《保婴撮要·卷七》)

一小儿寒热作呕，饮食不入，按其腹乃哭，脉纹如长珠。此饮食停滞也，用大安丸吐泻宿滞遂安。但唇目抽动，大便稀黄，此病邪去而虚热所迫也，用六君子汤加钩藤钩而愈。(《保婴撮要·卷一》)

一小儿……后因伤食吐泻，大便欲去而不去，欲了而不了，先用补中益气汤，数剂不应，改用人参五钱，白术三钱，陈皮、甘草各七分，升麻四分，干葛五分，三剂，又手足并冷，急用人参一两，附子五分，姜枣水煎，一日服二剂，手足始温，又二剂，诸症渐退。仍用前人参五钱之方，治之而愈。(《保婴撮要·卷五》)

一小儿痘愈后，烦躁面赤，脉洪大，按之如无。余谓血虚，朝用补中汤，夕用归脾汤将愈。因饮食过多，功课劳心，吐泻腹痛，头晕恶寒，反服藿香正气散，发热如炙，汗出如雨，手足并冷而殁。(《保婴撮要·卷二十》)

一小儿盛暑吐泻，米谷不化，或用黄连香薷饮之类，腹胀作痛，手足指冷。此脾气虚而伏阴在内也，用五味异功散尝云，凡暑令吐泻，手足指热，作渴饮冷者，属阳症，宜清凉之剂；手足指冷，作渴饮热者，属阴症，宜温补之剂。故凡病属阴症，误用寒凉之药，死后手足青黯，甚则遍身皆然，于此可验。(《保婴撮要·卷七》)

◆ 疳证

嘉靖甲寅，敬臣之女，年十二，患脾胃素弱，自夏入秋，时泻时止，小腹微痛，至八九月间，遂成疳积之症。发热凡二十余日不止，汗泄热解，汗已复热，自中脘至小腹膨胀坚直，大便溏，气喘咳嗽作嗳，俱昼轻夜重，彻夜烦躁不睡，鼻塞眼暗谵语，其母以为必死矣。立斋先生诊之曰：脉浮大而无根，此大虚证也，非独参汤不可。乃用参一两，加熟附三分，煨生姜三片，日进二剂。仍并渣煎服之，大下疳积，其气甚腥，腹渐宽，热渐减，脉渐敛。然手犹寻捻不已，鼻孔出血。先生曰：此肝证也。煎六味丸料与之，一服如脱。乃昼服独参姜附汤，夜服六味丸料，脉渐有根，诸症渐退。先此手足恒热，至是乃始觉寒。先生喜曰：此病邪尽退，而真气见矣。然犹饮食不进，乃单用六君子汤加炮姜，遂能食；咳嗽独甚，与补中益气汤嗽遂止，夜始有睡。凡弱女之得生，皆先生力也。向非先生卓有定见，专治其本，而其末自愈，则奄奄一息之躯，岂堪杂剂之攻击哉！其为丘中之骨，盖必然矣。

敬臣感激之余，无由以报，敬书施疗之颠末，以附医录，庶不泯先生之功，且以告同患此者，幸无所误。亦推广先生一念之仁于万一云尔！孟冬望日，眷晚生王敬臣顿首拜书。(《保婴撮要·卷六》)

一小儿患疳，虚症悉具，热如火炙，病状不能尽述。朝用异功散，夕用四味肥儿丸，月余诸症稍愈，佐以六味地黄丸，自能行立。遂朝以六味地黄丸，夕以异功散及蚵蟆丸而痊。(《保婴撮要·卷八》)

一小儿患前症（指虚羸，编者注），身热如炙。此肝疳之症也，朝用异功散，夕用四味肥儿丸，诸症稍愈；佐以蚵蟆丸，数服而痊。(《保婴撮要·卷九》)

一小儿患症如前（指虚羸，编者注），肢体消瘦，面色萎黄，大便酸臭。此脾虚食积，用四味肥儿丸、五味异功散治之而愈。(《保婴撮要·卷九》)

一小儿九岁，食炙煿之物，作泻饮冷……而瘥。后不戒厚味，患疳积消瘦，少食，发热作渴，用九味芦荟丸为主，以四味肥儿丸佐，疳症渐退；却以四味肥儿丸为主，以五味异功散为佐而痊。(《保婴撮要·卷七》)

一小儿脾气虚弱，饮食停滞，发热作渴，服泻黄散，不时下痢，余先用保和丸二服而愈；但不食恶心，面青手冷，又用六君、柴胡、升麻四剂，面色萎黄，食进手温，惟形体羸甚，倦怠发热，小腹重坠，肛门脱出，用补中益气汤加半夏、肉豆蔻，二剂而安。凡脾胃之症，若发热作渴，饮食喜冷，或泄泻色黄，睡不露睛者，属形病俱实，宜用泻黄散疏导之。若发热，口干恶冷，或泄泻色白，睡而露睛者，属形病俱虚，宜用异功散调补之。若脾气下陷者，补中益气汤。寒水侮土者，益黄散。肝木克脾者，六君加柴胡。若目睛微动，潮热抽搐，吐泻不食，宜秘旨保脾汤。凡小儿诸病，先当调补脾胃，使根本坚固，则诸病自退，非药所能尽祛也。（《保婴撮要·卷九》）

一小儿四肢消瘦，肚腹渐大，寒热嗜卧，作渴引饮。此肝脾疳也，名丁奚哺露，用白术散为主，佐以十全丹，月余诸症渐愈，乃以异功散加当归及六味丸而痊。（《保婴撮要·卷八》）

一小儿四肢消瘦，肚腹胀大，行步不能，作渴发热，去后臭秽，以十全丹数服，诸症渐愈，又用异功散、肥儿丸，调理渐愈。（《保婴撮要·卷八》）

一小儿面黄颊赤，发热作渴，睡中惊悸。此心经内外疳也，用秘旨安神丸而愈。（《保婴撮要·卷八》）

一小儿，咳嗽喘逆，壮热恶寒，皮肤如粟，鼻痒流涕，咽喉不利，颐烂吐红，气胀毛焦，作利，名曰肺疳。以地黄清肺饮，及化䘌丸治之而愈。（《外科心法·卷六》）

一小儿不时干呕，不乳腹膨。此脾胃虚而将成疳也，用四味肥儿丸以治疳，四君子汤以健中而痊。（《保婴撮要·卷七》）

一小儿不时干呕，乳食不进，肚腹膨胀，脉形如来蛇。此脾胃虚而成疳也，用四味肥儿丸治疳，佐以四君加芜荑健中而痊。（《保婴撮要·卷一》）

一小儿口干作渴，发冷泄泻，诸药不效，皆谓不起，右关脉弦数，按之沉伏，寻揣腹中隐伏一块鸡卵大。此肝脾疳也，用蟾蜍丸，三月而消；兼服地黄丸，三月诸症渐退；却以白术散为主，四味肥儿丸为佐而痊。（《保婴撮要·卷十五》）

一小儿食泥土，困睡泄泻，遍身如疥。此脾经内外疳也，用六君子汤、肥儿丸而愈。（《保婴撮要·卷八》）

一小儿腹内结块，小便不调。此肝经内疳也，用龙胆泻肝汤

及九味芦荟丸而痊。(《保婴撮要·卷八》)

一小儿面色萎黄，眼胞微肿，作渴腹胀，饮食少思，小便澄白，大便不实。此脾疳之疳也，用四君子加山栀、芜荑，兼用四味肥儿丸而愈。(《保婴撮要·卷八》)

一小儿患前症（指头面疮，编者注），头皮光急，发热作渴，小便频数。余谓此肾肝之疳也，用地黄丸为主，朝用补中益气汤，夕用五味异功散而愈。(《保婴撮要·卷十二》)

陈职方孙三岁，面颊患疮，沿蚀两目，肚大青筋，小便澄白。此肝疳之症也，用大芜荑汤，二剂而愈。(《保婴撮要·卷八》)

一小儿不时患之（指热毒疮疡，编者注），兼颊侧结核，此肝疳之症，先用龙胆泻肝汤二剂，以治肝火；又用四味肥儿丸、五味异功散加升麻、柴胡，消疳健脾而愈。(《保婴撮要·卷十一》)

陈司厅子，遍身生疮，面色萎黄，腹胀内热，大便不调，饮食少思，倦怠口干。为肝脾疳症，用大芦荟丸，不月而痊。(《保婴撮要·卷八》)

◆ 腹痛（腹胀）

杨锦衣子，十岁，腹胀痛，服消导药不应，彼以为毒。请诊，其脉右关沉伏，此食积也。河间云：食入即吐，胃脘痛，更兼身体痛难移，腹胀善噫，舌本强，得后与气快然衰，皆脾病也。审之果因食粽得此，以白酒曲，热酒服而愈。(《外科心法·卷六》)

一小儿，三岁后伤食腹痛，唇黑作泻，数去后而无粪，或粪少而青。此元气虚寒下陷，用补中益气汤渐愈。(《保婴撮要·卷三》)

一小儿腹痛，以手按之痛益甚。此乳食停滞也，用保和丸末一钱，槟榔末三分，下酸臭粪而安。后患腹痛，别服峻利之剂，

其痛益甚，手按则已，面色黄白。此因饮食失宜，脾气不调，土虚不能生金也，用六君子汤而愈。(《保婴撮要·卷五》)

一小儿……后伤冷粉，腹胀痛，余用异功散加干姜，诸症渐愈，用补中益气汤加木香将愈。又伤食吞酸腹痛，用六君、木香二剂痛止，又四剂而愈。(《保婴撮要·卷十》)

一小儿……后伤食腹痛，手足复冷，用六君、炮姜治之，更加昏愦，口角流涎。此脾胃虚寒之甚也，急加附子遂愈。(《保婴撮要·卷四》)

一小儿……后饮食停滞，腹痛便秘，别用疏导之剂，朝寒暮热，大便频数。余用五味异功散，月余饮食渐进。乃佐以八珍汤，内芍药炒焦，川芎些少，又两月，寒热渐愈。(《保婴撮要·卷五》)

一小儿……后又饮食停滞，腹痛吐痰，不寐汗出，用六君、柴胡、升麻、山楂而安。(《保婴撮要·卷十》)

一小儿跌仆，瘀血腹痛，用导滞散下之，瘀血甚多，随作烦躁面赤，作渴欲饮。此血脱也，用独参汤而安，又用四君、当归、黄芪及五味异功散而愈。(《保婴撮要·卷十六》)

一小儿跌仆腹痛，作呕恶心，气口脉大。此饮食停滞也，用保和丸二服，吐出酸食，恶寒发热，倦怠不食。此脾胃伤也，先用六君子汤，次用补中益气汤，间服而愈。(《保婴撮要·卷十六》)

一小儿肚腹膨痛，食后即泻，手足逆冷。此脾气虚寒也，先用人参理中丸，后用六君子汤而愈。(《保婴撮要·卷五》)

一小儿腹痛吐舌，流涎作渴，饮冷便秘，用清凉饮下之，顿安。余谓小儿元气易虚易实，病势稍安，不必再药。不信，自用三黄丸一服，果吐泻发搐。余用白术散加钩藤钩，补脾平肝而愈。

（《保婴撮要·卷五》）

一小儿腹痛作泻，饮食不化，小腹重坠，用补中益气汤加干姜为末，每服钱许，米饮调，日二三服，旬余稍愈；又以五味异功散为末，米饮调服，旬余渐愈；又以四君子汤而痊。（《保婴撮要·卷七》）

一小儿患前症（指腹痛，啼叫，编者注），曲腰而啼，额间出汗，足冷唇青粪青，先用钩藤膏治愈。后复患，仍用钩藤膏而痛减半，又煎葱汤熨洗其腹痛遂安。（《保婴撮要·卷三》）

一小儿患前症（指停食腹痛，面色白，黑睛少，手足常冷，大便不实，口鼻吸气，腹中阴冷。编者注），服驱逐之剂，更恶寒发热，余朝用补中益气汤，夕用五味异功散寻愈。（《保婴撮要·卷五》）

一小儿九岁，吞酸恶食，肌体消瘦，腹中作痛。余谓食积虚羸也，用保和丸而愈。后腹中数痛，皆服保和丸。余曰：此因脾胃虚而饮食所伤也，当调补脾土，以杜后患。不信。后腹痛喜按，余用五味异功散二剂，因未应，自用平胃散等药，腹胀作痛，余仍以异功散加木香，四剂而愈。若屡用攻伐之剂，阴损元气，多致虚羸，深可慎也。（《保婴撮要·卷九》）

一小儿久患腹痛，诊其母，右关脉弦缓，乃木克土也，用六君子汤加木香、柴胡，母子并服而愈。（《保婴撮要·卷五》）

一小儿七岁，呕吐不食……而痊。后伤食腹痛，发热呕吐流涎，先用保和丸一服，而痛呕愈；再用四君、山栀而涎止。（《保婴撮要·卷七》）

一小儿七岁，食生冷之物，腹痛便秘，服峻利之剂，连泻五次，噫气腹痛。余谓心脾虚寒。用异功散加姜、桂、木香治之。不从，反治胃火，更加吃逆。余仍以前药加附子一片，一服诸症

顿退，乃去附子，又三剂而愈。(《保婴撮要·卷六》)

一小儿七岁，停食后腹痛，服克伐之剂而益加，按之不痛。此脾气复伤也，用六君子汤而愈。后复伤食，服保和丸及三棱、槟榔之类，而更腹痛；服泻黄散，体重善噫。此脾气虚而下陷也，仍用六君、升麻、柴胡、木香而愈。(《保婴撮要·卷五》)

一小儿曲腰而啼，面青唇黑。此寒气所乘，内钓腹痛也，用五味异功散加木香、干姜一剂，与母服之顿愈。后因母感寒，腹痛而啼，用人参理中汤一剂，与母服其子亦安。(《保婴撮要·卷三》)

一小儿曲腰啼叫，右腮青黑，此脐腹内痛，因脾土虚寒，肝木乘之也，用六君子加木香、钩藤钩即愈。(《保婴撮要·卷三》)

一小儿伤乳食，吐泻变赤痢，后重腹痛，先用香连丸而愈。又乳食过多腹痛，先用保和丸，一服痛止；又用五味异功散加木香，二剂而愈。(《保婴撮要·卷七》)

一小儿伤食……而愈。后伤食腹痛，别用消食丸，唇青额黑，泻益甚。此脾气亏损，寒水反来侮土也，用六君、木香、干姜而痊。(《保婴撮要·卷七》)

一小儿十四岁，腹痛吐泻，手足常冷，肌体瘦弱。余谓：所禀命门火虚也。用六君子汤、八味丸渐愈。(《保婴撮要·卷三》)

一小儿手足常冷，腹中作痛，饮食难化，余谓胃气虚寒也，先用益黄散，二服痛止，次用六君子汤，数剂即愈。(《保婴撮要·卷九》)

一小儿四岁，停滞腹痛发热，用大安丸，而饮食进。又用六君、山楂、神曲，四剂而痛止。后伤食，至暮复热，用六君、柴胡、山楂、升麻而痊。此脾虚兼肝火之治法也。(《保婴撮要·卷六》)

一小儿停食，夜惊腹痛，服消食丸，泻数次，寻衣撮空，面青黄或色白。此脾土受伤，肺金休囚，肝火旺而然耳。先用异功散加升麻以补脾土，用六味地黄丸料以滋肝血，稍定，各二剂渐愈。却用补中益气汤、六味地黄丸，间以异功散而痊。（《保婴撮要·卷十》）

一小儿停食腹痛，发热面赤，或用养胃汤、枳壳、黄连、山楂，反加腹胀，午后发热，按其腹不痛。此脾虚而克伐伤之也，用六君子汤数剂而瘥。（《保婴撮要·卷五》）

一小儿停食腹痛，面色白，黑睛少，手足常冷，大便不实，口鼻吸气，腹中阴冷。此禀命门火衰，不能温蒸中州之气，故脾胃虚寒也，用八味丸、补中益气汤而愈。（《保婴撮要·卷五》）

一小儿吐泻腹痛……而悉愈。后又伤食腹痛，另服祛逐之剂，虚症悉具，余用理中丸、六君子汤而寻愈，但噫气下气，口角流涎。此脾胃虚寒也，复用理中、六君子二汤而愈。（《保婴撮要·卷七》）

一小儿五岁，腹中作痛，大便不实，患盗汗，鼻间左腮皆白。此脾肺俱虚而食积所致也，用六君、山楂、神曲四剂，腹痛顿止；去楂、曲，又四剂大便调和，乃用四君、归、芪而汗止。（《保婴撮要·卷十》）

一小儿先因饮食停滞，服克伐之剂，更加腹痛，按之则止，余用六君子汤而愈。（《保婴撮要·卷九》）

一小儿小腹赤肿，服流气败毒等药，肉色如故，食少体倦。余谓此肝脾气血虚而药伤之也，用六君、肉桂，及葱熨之法，饮食渐进，其肿渐消，又佐以八珍汤而愈。（《保婴撮要·卷十三》）

一小儿因乳母大怒，亦患前症（指腹痛，啼叫，编者注），面赤而啼，小便不利。用加味逍遥散加木通、车前子，母子服之并

愈。(《保婴撮要·卷三》)

一小儿因乳母怀抱郁结，腹痛发搐，久而不愈，用加味归脾汤加漏芦，母子并服渐愈。又母大怒发厥而苏，儿遂食乳腹痛作泻，面青作呕，先用小柴胡汤二剂，母子并服少愈。其母又咽酸腹胀，用越鞠丸、加味归脾汤，佐以加味逍遥散而痊。(《保婴撮要·卷三》)

一小儿饮食多即吐，余用五味异功散愈之。又腹痛呕吐，先服大安丸，仍用异功散而愈。(《保婴撮要·卷七》)

一小儿饮食停滞，腹痛作呕，用大安丸而愈，饮食虽进，其腹仍痛，用六君、山楂、神曲，痛少止。余以为脾气伤，而饮食难化，乃去前二味，服六君子四剂而愈。后又伤食，仍服前药，痛止而至暮发热，用六君、柴胡、升麻而痊。此由脾虚下陷，不能升发，故至暮发热也。(《保婴撮要·卷六》)

一子，因跌沟中，腹作痛，服积惊等药不应，亦依前症疗之（指取河泥为丸，空心用水送下百丸。编者注）而愈。(《外科心法·卷六》)

一小儿吐泻将愈，心痛吐水，手足并冷，忽自手按心腹。此胃气虚寒，类乎虫痛也，用益黄散而愈。(《保婴撮要·卷九》)

一小儿因停食腹痛，服疏导之药而愈。后复停食，又用前药，寒热不食，腹胀后重，大便频而少。此脾气复伤而下陷也，先用异功散加升麻数剂，后重渐愈，再加当归痊愈。(《保婴撮要·卷七》)

冬官朱省庵，停食感寒而患疟，自用清脾、截疟二药，食后腹胀，时或作痛；服二陈、黄连、枳实之类，小腹重坠，腿足浮肿；加白术、山楂，吐食未化。余曰：食后胀痛，脾虚不能克化也；小腹重坠，阳气不能升举也；腿足浮肿，胃气不能运行也；吐食

不消，脾胃虚寒也。治以补中益气汤加吴茱、姜、桂、木香，不数服而痊。（《明医杂著·卷之二》）

一小儿，数岁，每停食辄服峻厉之剂，后患肚腹膨胀，或呕吐泄泻。余先用六君子汤，诸症渐愈，又用补中益气汤，胃气渐复。（《明医杂著·卷之五》）

一小儿……后因停食，腹胀咳嗽，鼻塞咬牙，用六君子汤加桔梗、桑皮、杏仁，一剂而愈。（《保婴撮要·卷五》）

一小儿腹满作呕，饮食少思，至暮腹胀发热。此脾虚下陷，朝用补中益气汤，夕用六君、柴胡、升麻而愈。后因劳，不时寒热，夜间盗汗，用十全大补汤而愈。（《保婴撮要·卷六》）

一小儿腹胀，大便青白，腹左一块，面色萎黄，齿龈赤烂，食少滞颐，余用异功散调补中气为主，佐以大芜荑汤清疳治热，月余诸症稍愈。仍服异功散及蚵蟆丸，外贴阿魏膏，两月块消，左胁微痛，用四君子汤、九味芦荟丸而愈。（《保婴撮要·卷五》）

一小儿腹胀恶食，寒热恶心，症类外感。余曰：气口脉大于人迎，此饮食停滞也。用保和丸一服，诸症顿退。但腹胀未已，用异功散而痊。（《保婴撮要·卷九》）

一小儿患前症（指伤食膨胀，编者注），小便赤频，盗汗发热，朝间用补中益气汤，午间用五味异功散，晚间用六味地黄丸而愈。（《保婴撮要·卷九》）

一小儿患前症（指伤食膨胀，编者注），饮食少思，大便不实，先用补中益气汤，又用五味异功散而愈。（《保婴撮要·卷九》）

一小儿疳后，腹胀咳嗽倦怠。属脾肺气虚，用补中益气汤、茯苓、半夏寻愈。（《保婴撮要·卷七》）

一小儿疳后腹胀，用五味异功散、四味肥儿丸而渐愈，用补

中益气汤而愈。后伤食腹胀，大便不实，小便不利，用五味异功散、金匮加减肾气丸而愈。（《保婴撮要·卷七》）

一小儿呕吐发热，用泻黄散而愈。因乳母饮酒，腹胀吐泻，用葛花解醒汤，子母服之渐愈，大便日去五七次；用五味异功散加升麻二剂，日去三次；乃用四君、肉豆蔻而痊。（《保婴撮要·卷七》）

一小儿七岁，食菱芡过多，腹胀发热，大便不通，小便下血，先用消积丸，大便即通，小便血止，又用保和丸及异功散而愈。（《保婴撮要·卷八》）

一小儿伤食腹胀，胸满有痰，余用异功散而痊。后复伤食，腹胀作痛，或用药下之，痛虽止而胀益甚，更加喘粗。此脾气伤而及于肺也，用六君、桔梗调补而痊。（《保婴撮要·卷九》）

一小儿数岁间，每停食辄服峻利之药，后肚腹膨胀，呕吐泄泻，先用六君子汤，诸症渐愈，又用补中益气汤而安。（《保婴撮要·卷五》）

一小儿体瘦腹大，发热嗜卧，作渴引饮，先用白术散为主，佐以四味肥儿丸，诸症渐愈，又用异功散、六味地黄丸而愈。（《保婴撮要·卷六》）

一小儿小腹胀坠，小便涩滞，午前为甚，以补中益气汤加木香与朝服，以五味异功散加升麻、柴胡与夕服，两月余而愈。后饮食失节，腹胀咽酸，用五味异功散、四味茱萸丸而痊。毕姻后，后患如前，更恶寒腹冷，小便清频，大便不实，手足并冷，用补中益气汤、八味地黄丸而寻愈。（《保婴撮要·卷九》）

一小儿胸腹膨胀，发热顿闷，脉纹如环珠，以手按腹即哭。此属脾胃虚而饮食停滞也，先用保和丸一服，前症如失。更加烦渴，按其腹而不哭，此宿食去而脾胃复伤也，用五味异功散加柴

胡治之，顿瘳。（《保婴撮要·卷一》）

一小儿八岁，腹胀脐凸……后复伤食，发热腹胀，小便下血，服保和丸四服而愈。（《保婴撮要·卷八》）

一小儿痘后，腹痛作渴，饮冷便秘，用清凉饮末五分顿安。后腹痛吐泻发搐，用白术散加钩藤钩而愈。（《保婴撮要·卷二十》）

一小儿痘将靥，腹胀发热面赤，午后益甚，按其腹不痛。余谓脾虚，用五味异功散而痊。（《保婴撮要·卷二十》）

一小儿痘将愈，足冷硬、哽气腹痛，手冷至臂，唇青面白。属脾胃虚寒也，用五味异功散加附子二剂，足稍温；又用六君、姜、桂一剂，诸症渐退；乃去姜、桂，服之而痊。（《保婴撮要·卷十八》）

一小儿痘愈后，涕唾口干，饮汤腹胀。此胃气虚热而津液不足也，先用人参白术散二剂，后用五味异功散而愈，又用参芪四圣散、参芪内托散而痊。（《保婴撮要·卷十七》）

一小儿食生冷果品，腹胀作痛，大便不利，小便尿血，用茯苓散加黄连，二剂大便通而尿血愈。（《保婴撮要·卷八》）

一小儿停食腹痛，服巴豆之药，更加目赤作痛，寒热往来，饮食少思，手足并冷，余用六君、升麻、炮姜，诸症顿愈。惟寒热未已，用四君、柴胡、升麻而安。（《保婴撮要·卷四》）

一小儿患肠痈，治愈……后因跌，腹内作痛，遍身皆赤，良久身黯而殁，盖肠断故也。（《保婴撮要·卷十四》）

一小儿九岁，常患腹痛，至冬月因食生冷之物，其腹仍痛，服理中丸之类辄效。至十六岁，秋初毕姻后，腹痛又作，唇面黯，爪甲青，余先君用八味丸补火随愈，服四两许，痛不再作。至二十岁外，痛复作，服前丸不应，乃服附子理中汤而止，仍用八

味丸而安。(《保婴撮要·卷五》)

◆ 泄泻

一小儿……后饮食停滞，作泻腹胀，用六君加山楂、厚朴而安。又复停食作呕，或用药下之，更加咳嗽。余谓：脾肺俱虚，宜用调补。彼以为缓，自服发表克滞，前症益甚，头项颤动。余用天南星散倍加钩藤钩及异功散而愈。(《保婴撮要·卷三》)

一小儿……后因停食泄泻，手足并冷，用六君、姜、桂，不应，用人参一两，附子一钱，数剂诸症始退，却用独参汤月许而愈。(《保婴撮要·卷十五》)

一小儿白睛多，泻后喉喑，口渴兼吐，大便不实，朝夕服地黄丸而瘥。后患泻，喉复喑，仍服前丸而愈。此皆禀赋肾气不足，故用是药。(《保婴撮要·卷五》)

一小儿禀赋虚羸，时常作痢，年十三岁，泄泻不食，手足并冷，诸药不应。余谓命门火衰，六君子汤、八味丸治之，寻愈。(《保婴撮要·卷十》)

一小儿病后，其囟或陷或填，此脾胃虚热也，朝用补中益气汤加蔓荆子、炮姜、木香，治之而自平。但作泻口干，用白术散以生胃气而愈。(《保婴撮要·卷四》)

一小儿痘疮愈而作泻不食，此脾气内虚，先用五味异功散而泻止食进。后又伤食，吐泻发搐，仍以五味异功散加天麻、柴胡而愈。(《保婴撮要·卷十九》)

一小儿痘后作痒……而止。后伤食作泻，复痒不寐，仍用前药（指四君子汤，编者注）及五味异功散而愈。(《保婴撮要·卷十八》)

一小儿患前症（大便色白而频，编者注），服驱逐之剂，手

足并冷，作渴少食。此脾气复伤也，用六君、升麻、柴胡而泻止，又四味肥儿丸而愈。(《保婴撮要·卷八》)

一小儿患前症（大便色白而频，编者注），兼自痢，用异功散加升麻、柴胡而愈。但日晡微热倦怠，用补中益气汤、四味肥儿丸而愈。(《保婴撮要·卷八》)

一小儿患前症（大便色白而频，编者注），停食发热，先用大安丸而愈。后患腹胀，午时发热，用五味异功散而瘥。(《保婴撮要·卷八》)

一小儿患泻，面赤饮冷，小便赤色。先用四苓散、香连丸各一服，而便利势减；又用异功散加木香、黄连各二分，吴茱萸一分，二服而愈。(《保婴撮要·卷七》)

一小儿患泻，乳食不化，手足指冷，服消乳丸，食乳即泻。余用五味异功散加木香，母子服之而愈。后时搐，唇口抽动，用异功散加木香、钩藤钩，补脾平肝而痊。(《保婴撮要·卷七》)

一小儿患泻，身热作渴，泻下秽气。此为内热而泻也，用香连丸一服而愈。后患泻，服黄连香薷饮益甚，余用六君、木香、肉果而愈。(《保婴撮要·卷七》)

一小儿患泻，作渴饮冷，手足并热，睡而露睛。此为热泻，用黄芩汤，一剂而愈；又用白术散，二服而安。(《保婴撮要·卷七》)

一小儿九岁，食炙煿之物，作泻饮冷，诸药不应，肌体消瘦，饮食少思。余用黄连一两，酒拌，炒焦为末，入人参末四两，粥丸小豆大，每服四五十丸，不拘时，白汤下，服讫渐愈；又用五味异功散加升麻，服月余而瘥……后又不禁厚味，作泻饮冷，仍服肥儿丸、异功散而愈。(《保婴撮要·卷七》)

一小儿久泻，兼脱肛，小腹重坠，四肢浮肿，面色萎黄，时或兼青，诸药到口即呕吐，审乳母忧郁伤脾，大便不实。先用补中益气汤、五味异功散及四神丸，调治其母，不两月，子母并愈。（《保婴撮要·卷七》）

一小儿久泻青色，肠鸣厥冷。余曰：此惊泄也，脾土既亏，则肝木来侮，须温脾平肝，然后可愈。彼以为迂，自用治惊悸等药，腹胀重坠，小便不利，四肢浮肿，始信前言，重复请治。余先用五味异功散加升麻、柴胡数剂，诸症稍可。又以补中益气汤数剂，饮食少加。又因伤食夹惊，吐泻发搐，复用异功散加柴胡、钩藤钩四剂，诸症稍退。又伤风咳嗽，腹胀作泻，或用发散解利之剂，手足逆冷，睡中发搐。余谓：此脾土虚，而肺金受症，重伤真气故也。用异功散加紫苏一剂，以散表邪；次以补中益气汤加茯苓、半夏，调补真气而痊。（《保婴撮要·卷七》）

一小儿痢后烦躁作渴……而安。又伤食作泻不已，复烦躁，用异功散为主，佐以八珍汤而安。（《保婴撮要·卷九》）

一小儿六岁……后停食，另用消食丸，连泻五六次，去后益频，五更侵晨为甚，声音复暗，步履复难，而腿足作痛，仍服前丸（指六味地黄丸，编者注），兼补中益气汤而愈。（《保婴撮要·卷五》）

一小儿每食停滞，大便色白而频，先用大安丸、异功散，少加炒黑黄连，一二服后，小水澄久如泔，发热体倦，用四味肥儿丸而愈。（《保婴撮要·卷八》）

一小儿面色青白，饮食难化，大便频泄，或用消积化痰等药，久不愈。余谓脾胃虚弱也，用六君子汤渐愈。或以为食积，宜驱逐之，遂反作泻，痰喘发搐。余谓：脾气复伤，不能生肺，肺虚不能平肝，而作是症。先用六君加钩藤钩，饮食少进，又用五味异功散加升麻而愈。（《保婴撮要·卷九》）

一小儿面色萎黄，伤食作泻，面色顿白，气喘痰涌。余谓：脾肺气虚下陷，法当升补。彼不信，别服清气化痰之药，虚症蜂起。余先用补中益气汤一剂，诸症顿退，又用五味异功散而痊。（《保婴撮要·卷七》）

一小儿年十四，患泄泻，小腹重坠，饮食甚少，先用六君子汤送四神丸数剂，泻渐止，饮食稍进；又用补中益气汤数剂，下坠渐愈。（《保婴撮要·卷七》）

一小儿侵晨泄泻，服消疳清热之剂，不应。余谓脾肾虚，用二神丸治之。不信，仍服前药，形体骨立。复求治，用四神、六味二丸治之寻愈。停药数日，饮食渐减，泄泻仍作。至十七岁毕姻，泻渴顿作，用前药治之无效，乃用补中益气汤、八味丸而始应。（《保婴撮要·卷七》）

一小儿乳哺失节，泄泻腹痛，自用药下之，反加痰搐。又服化痰止搐之药，而痰搐益甚，睡而露睛，手足微冷。余谓脾胃已虚而重伤之也，用异功散加木香、钩藤钩，母子并服，三日而痰搐止，五日而泻痛除。（《保婴撮要·卷七》）

一小儿伤风，咳嗽痰涌，用六君、桔梗、桑皮、杏仁而愈。复饮食停滞，作泻腹胀，仍用六君、山楂、厚朴而安。（《保婴撮要·卷五》）

一小儿伤食，泻青发搐。余谓肝木胜脾也，用六君、木香、钩藤钩而愈。（《保婴撮要·卷七》）

一小儿伤食，作泻腹胀，四肢浮肿，小便不利，先用五苓散加木香，旬余诸症渐退；又用五味异功散为主，佐以加减肾气丸，又旬日，二便调和，饮食渐进，浮肿旋消；乃以异功散调理而愈。（《保婴撮要·卷七》）

一小儿伤食作泻，发热，服寒凉药，热甚作呕。此胃经虚

热也，先用四君子、升麻而呕止，又用白术散而安。(《保婴撮要·卷七》)

一小儿十三岁，伤食作泻，服克伐之剂，胸腹膨胀，手足并冷。余谓：当调补中气。不信。后见睡而露睛，唇口撮动，乃用六君、木香、钩藤钩，至四剂撮动顿止；又一剂，饮食加进；以五味异功散加升麻、柴胡，膈宽泻止而愈。(《保婴撮要·卷七》)

一小儿食炙煿甘甜之物，常作泻，大便热痛，小便赤涩。此膏粱积热所致，用四苓散、清胃散各四服，诸症稍退，乃用四味肥儿丸而痊。(《保婴撮要·卷七》)

一小儿吐泻腹痛，睡而露睛，小腹重坠，手足并冷。先用六君、升麻、干姜，四服而痛坠愈；又用异功散加升麻、木香而悉愈。(《保婴撮要·卷七》)

一小儿小便先频数涩滞，次下痢脱肛……用六味地黄丸寻愈。后患泄泻，咳嗽声暗，亦用前丸（指六味地黄丸，编者注）而瘥。(《保婴撮要·卷八》)

一小儿泄泻，两寸脉或短或伏，用补中益气治之顿愈。(《保婴撮要·卷七》)

一小儿泄泻，手足发搐，痰涎上涌，手足指冷，额黑唇青，用五味异功散加木香、炮姜，补心火救脾土而愈。(《保婴撮要·卷七》)

一小儿泄泻腹痛，手足并冷，唇青额黑。余谓寒水侮土，用益黄散痛止；再用六君、干姜、漏芦，子母服之，顿止；又用人参理中汤而痊。(《保婴撮要·卷七》)

一小儿泄泻惊搐，其母面青脉弦。先用小柴胡汤加木香、漏芦一剂，次用四君、木香、钩藤钩、山栀，母子同服而愈。(《保婴撮要·卷七》)

一小儿泻而大便热赤，小便涩少。此热蕴于内也，先用四苓散加炒黄连一剂，其热顿退；又用白术散去木香二剂，热渴顿止；以四君、升麻调理而痊。（《保婴撮要·卷七》）

一小儿泻而腹痛，按之不痛，用异功散加升麻而愈。后复泻，服消乳丸，益加腹痛。余谓脾气伤也，复用异功散加木香而痊。（《保婴撮要·卷七》）

一小儿泻利青白，手冷面青，或时吃逆。余用人参理中汤，更加腹痛；仍前汤加木香、干姜，二剂稍缓；又以五味异功散加木香，渐愈；又用五味异功散加升麻，调理而痊。（《保婴撮要·卷七》）

一小儿因惊久泻，面色青黄。余谓肝木胜脾土也，朝用补中益气汤，夕用五味异功散加木香，子母俱服而愈。（《保婴撮要·卷七》）

一小儿因母怒气，停食患泄泻，服消导之剂，更加吐乳，先用养胃汤加炒黑黄连一钱，吴茱萸二分，木香四分治其母，子亦灌一二匙，悉愈。（《保婴撮要·卷七》）

一小儿因其母被惊患泻，服药伤胃，反致吐乳。余用五味异功散、炒黑黄连、木香治其母，时灌子一二匙，俱愈。（《保婴撮要·卷七》）

一小儿痢后发热烦躁，用四君、当归、升麻、柴胡顿安，又用补中益气汤而愈。又伤食作泻，前症复作，吞酸，先用异功散加吴茱萸、木香为末，二服吞酸悉止，乃去茱萸、木香，治之而安。（《保婴撮要·卷九》）

一小儿亦面色目睛多白，大便频泄，侵晨作泻，肌体骨立，食少唾痰。先君谓肾气不足之故。不信，后加头晕声喑，足胫逆冷，复请治，仍欲祛痰。又云：头晕声喑，中气不能上升也；足

胫逆冷，阳气不能充达也。遂用补中益气汤及四神、八味二丸，以补命门之火而愈。(《保婴撮要·卷五》)

一小儿患前症（指饮食难化，大便频泄。编者注）腹痛，服攻下之剂，发热不已，大便不化，按其腹不痛，与冷水不饮。此食积去而脾气虚也，用五味异功散加当归、升麻而愈。(《保婴撮要·卷九》)

一小儿四岁，饮食少思，便泄腹痛，素遗尿，额颏青黑，虽盛暑而恶风寒。余谓：经云热之不热，是无火也。用八味丸治之，诸症悉愈。(《保婴撮要·卷八》)

一小儿寒战咬牙，泻渴腹胀，手足并冷，时当仲夏，饮沸汤而不知热。此脾胃虚寒之热也，先用十二味异功散一剂顿安，又用六君、附子一剂，后用五味异功散而愈。(《保婴撮要·卷十七》)

一小儿出痘将愈，因停食泄泻，作渴腰痛。此脾肾虚弱也，先君用加减八味丸料，及五味异功散，渴泻顿止，又与六味丸料及八珍汤而瘳。(《保婴撮要·卷二十》)

一小儿痘后作泻，腹中疼痛，手足并冷。此脾气虚也，用五味异功散加干姜一剂，乃去姜，又数剂而痛止，又用六君子汤加柴胡而泻止。(《保婴撮要·卷十九》)

一小儿痘后作泻久不愈，而肌体骨立。此脾肾虚弱也，用二神丸、五味异功散渐愈。因停食吞酸作泻，肚腹重坠。此脾气下陷也，先用补中益气汤为主，佐以五味异功散渐愈；又用参芪四圣散、托里散，治其疮而痊。(《保婴撮要·卷十七》)

◆ 便秘

一小儿，因乳母感寒腹痛，食姜酒之物，致大便秘结，兼便

血，仍用清胃散，每日数匙而愈。(《保婴撮要·卷八》)

一小儿食膏粱之味，大便不通，饮冷发热，用清凉饮加大黄而通。后饮食停滞，腹痛，大便不通，用保和丸而痛止；再煎槟榔汤送保和丸，一服而便通。(《保婴撮要·卷八》)

一小儿大便不通，审乳母饮食厚味所致，用清胃饮以治母热，儿间饮以一二匙而愈。(《保婴撮要·卷八》)

一小儿流注愈而大便秘结，发热作渴，两颐赤色。余谓肾肝阴虚，用地黄丸、通幽汤而愈。(《保婴撮要·卷十五》)

一小儿食粽停滞，大便不通，痛不可忍，手足发搐，用大柴胡汤，调酒曲末一钱，下滞秽甚多，作呕不食，用五味异功散加柴胡、升麻而愈。(《保婴撮要·卷八》)

一小儿因乳母暴怒，大便不通，儿亦患之，兼用加味小柴胡汤，儿先用保和丸二服，后用五味异功散加升麻、柴胡，儿日饮数匙并愈。(《保婴撮要·卷八》)

一小儿停食便秘，四肢赤色。此饮食蕴毒于内，用枳实、黄连、厚朴、山楂、神曲，而便通赤解。更头晕咳嗽，此脾气虚而不能生肺金也。用六君、桔梗以补脾肺，山楂、神曲以消饮食而痊。(《保婴撮要·卷十一》)

一小儿……次年毕姻后，大便仍秘，用润肠丸。余曰：东垣云，少阴不得大便，以辛润之，以苦泄之。不信，仍用前药，后果殁。(《保婴撮要·卷十五》)

◆ 痢疾

一小儿患痢，口干发热，用白术散煎与恣饮，时以白术散送香连丸而安。(《保婴撮要·卷七》)

一小儿久痢，里急后重，欲去不去，手足并冷。此胃气虚寒

下陷也，用补中益气汤加木香、补骨脂，倍加升麻、柴胡而愈。（《保婴撮要·卷七》）

一小儿久痢作渴，发热饮汤，用白术散为主，佐以人参二两，黄连一两炒黑，为丸，时服数粒，尽剂而痊。（《保婴撮要·卷七》）

一小儿伤乳食，不时呕吐，杂用消导之剂，变痢不止。先用六君、木香渐愈，后用七味白术散而痊。（《保婴撮要·卷七》）

一小儿下痢赤白，里急后重，腹时痛，用香连丸而痊。后伤食复变痢，欲呕少食，用五味异功散加木香三分，黄连二分，吴茱萸一分，数剂而愈。（《保婴撮要·卷七》）

一小儿下痢腹痛，阴冷，小便短少，用五味异功散加肉豆蔻顿愈。（《保婴撮要·卷七》）

一小儿因母怒气，停食患泄泻……悉愈。后母伤食，患血痢腹痛，其子亦然，治以四君子加前三味（指黄连一钱，吴茱萸二分，木香四分。编者注），母子俱服，因惑于人言，但令母服，子另服治痢之药，加作呕不乳，手足并冷。余用五味异功散加木香、炮姜、漏芦，母子并服而愈。（《保婴撮要·卷七》）

一小儿因伤乳食，杂用消导之药，遂变痢，久而不愈，先用六君加木香而渐痊，后用五味异功散而痊愈。（《保婴撮要·卷九》）

一小儿作泻不乳，服克伐之剂，变痢腹痛后重。余用补中益气汤送香连丸，又用香砂助胃膏、六君子汤而愈。（《保婴撮要·卷七》）

一小儿……后母因郁怒停食，下痢呕吐腹痛，其子昏愦不食，以六君子汤加车前子、黄连、木香，母子俱服而安。（《保婴撮要·卷七》）

◆ **胁痛**

一小儿因怒跳跃，胁胸作痛，或以为内伤瘀血，服大黄之药，纯下鲜血，其痛益甚，按之则痛止。此肝脾气血伤也，用四君加芎、归，四剂而痛止；又以异功散加升麻、柴胡，而饮食进，元气渐复，病亦随愈。（《保婴撮要·卷十六》）

◆ **黄疸**

一小儿患目黄，知其乳母食郁身黄所致，以越鞠丸治母，泻黄散治子，并愈。（《保婴撮要·卷四》）

一小儿患前症（指饱胀咽酸，遍身皆黄。编者注），服五苓散、消食丸之类，其黄不退，作渴饮汤，腹膨少食。余谓胃气虚，津液少，故喜饮汤；脾气虚，故腹胀少食也。先用白术渐愈，又用补中益气汤而痊。（《保婴撮要·卷六》）

一小儿生下目黄，三日面赤黄；一小儿旬日内目黄而渐至遍身。此二者胎禀胃热，各用泻黄散，一服皆愈。（《保婴撮要·卷四》）

一小儿生旬日，面目青黄。此胃热胎黄也，用泻黄散，乳调服少许即愈。后复身黄吐舌，仍用前药而安。（《保婴撮要·卷六》）

一小儿旬日内，先两目发黄，渐及遍身，用泻黄散一服而痊。（《保婴撮要·卷六》）

一小儿因乳母食郁而致饱胀咽酸，遍身皆黄，余以越鞠丸治其母，泻黄散治其子并愈。（《保婴撮要·卷六》）

一小儿饮食不调，腹胀身黄，小便金色，杂用治疸之剂，作渴饮水。余谓胃气实热。先用泻黄散二剂，其渴顿止，用栀子柏

皮汤，其黄亦退，用白术散而饮食进。(《保婴撮要·卷六》)

◆ **积聚**

陈工部长孙，腹内一块，小便不调，或用行气破血等药，发热口干，体瘦懒食，面黄兼青，几成瘵症，以补中益气汤煎送大芦荟丸四服，又用前汤加车前子煎送六味丸四服，又用清肝生血之药而痊。(《保婴撮要·卷八》)

一小儿，腹内结块，或作痛，或上攻，小便不调，用龙胆泻肝汤、芦荟丸而愈。后形气消铄，发热作渴。此肝木制伏脾土，用补中益气汤及芦荟丸而愈。(《明医杂著·卷之五》)

一小儿患痞结，服克滞之药。余谓属形病俱虚，当补中气。彼不信，仍行克伐，遂致虚火上炎，齿龈蚀烂，颌下结核。余用大芜荑汤及异功散加减用之而安。(《保婴撮要·卷五》)

一小儿患痞结，久而四肢消瘦，肚腹渐大，寒热嗜卧，作渴引饮，用白术散为主，佐以四味肥儿丸，月余诸症渐愈。又以异功散加当归，并六味地黄丸，又月余而愈。(《保婴撮要·卷五》)

一小儿患痞结，身热如火，病状多端，不可尽述。朝用五味异功散，夕用四味肥儿丸，月余诸症稍愈。佐以地黄丸，自能行立。遂朝用地黄丸，夕用异功散及虾蟆丸，数服而愈。(《保婴撮要·卷五》)

一小儿患痞癖，服槟榔、蓬术、枳实、黄连之类，痞益甚。余曰：此脾经血虚痞也，不可克伐。遂用六君子加当归数剂，胃气渐复，诸症渐愈。乃朝用异功散加升麻、柴胡，夕用异功散加当归、芍药而愈。(《保婴撮要·卷五》)

一小儿素嗜肉食，腹痛，大便不调，半载后右胁结一块，三月后左胁又结一块，腹胀食少，作渴，小便赤涩，大便色秽。又半载后颔下亦结一核，妄服消块行滞等药，而元气益虚。用四味肥儿丸、五味异功散之类，热渴渐止，腹胀渐可；佐以九味芦荟丸，结核渐消；后用四君子为主，佐以四味肥儿丸之类，三月余而痊。（《保婴撮要·卷五》）

一小儿停食吐泻后饮食不节，作泻，腹痛膨胀，腹中结块，作渴发热，眼烂口臭，服消导克滞之药而前症益甚，形体益瘦，视其面色，黄中隐青。乃脾土亏损而肝木所侮也，法当调补中气，兼平肝木，遂用冲和汤及大芜荑汤之类，半载而愈。（《保婴撮要·卷五》）

◆ 中风

一小儿十二岁……又因大劳入房，喉喑痰涌，两腿不遂，用地黄饮子顿愈，仍用十全大补汤而安。（《保婴撮要·卷四》）

一小儿痫后患前症（指口眼㖞斜，编者注），发搐，面色萎黄，肢体倦怠。此元气虚，克伐多矣。余用补中益汤加钩藤钩子服而渐愈。后因乳母七情饮食失宜，或儿乳食过多，前症仍作，服补中益气汤、五味异功散而应。（《保婴撮要·卷二》）

一小儿口眼㖞斜，面色或青或赤。此肝心风火乘脾也，朝用柴胡清肝散，夕用异功散加钩藤钩而愈。其时有患前症，服祛风导痰之药者，皆不能起。（《保婴撮要·卷二》）

◆ 眩晕

一女子十四岁，自汗寒热，肝脉弦洪，此肝火所致，用加味逍遥散而愈。后饮食停滞，吐痰眩晕，头面不时汗出，两寸脉不及本位，用补中益气汤加半夏、蔓荆子而痊。（《保婴撮要·卷十》）

一小儿十二岁……毕姻后眼目昏花，项骨无力，头自觉大，用八味丸、补中益气汤，三月余元气复而诸症退。(《保婴撮要·卷三》)

◆ 淋证

一小儿……后小便涩滞，服八正散，小便愈涩，咳嗽吐痰，面赤盗汗。余谓：肺气虚热，前药亏损真阴，虚火烁肺金而然。用异功散以补脾土，地黄丸以滋肾水，遂愈。(《保婴撮要·卷十四》)

一小儿八岁，先小便涩滞，服五苓散益甚；加木通、车前之类，腹胀吐痰；加枳壳、海金沙而胸满阴肿，遍身发浮。余用六味丸煎送滋肾丸而痊。此皆禀父气所致，其作湿热痰气治之而殁者多矣。(《保婴撮要·卷八》)

一小儿小便不利，茎中涩痛，时或尿血。此禀父胃热为患也，先用五淋散以疏导，又用滋肾丸、地黄丸补肝肾，渐愈。后出痘色紫，小便短赤，颏间右腮或赤或白，用补中益气汤、六味地黄丸，前症并愈。(《保婴撮要·卷八》)

◆ 白浊

一小儿白浊，发热口干，体瘦骨立。余谓肾经虚羸，朝用补中益气汤，夕用六味地黄丸而愈。(《保婴撮要·卷八》)

一小儿白浊，形气甚虚，发热作渴。余谓肝肾虚羸也，用大芦荟丸、地黄丸而愈。(《保婴撮要·卷八》)

一小儿发热懒食，小便良久变白，余用四味肥儿丸即愈。或误以为积热，用清凉祛逐之剂，形体顿弱，虚症悉至，小便如疳，用补中益气汤及四味肥儿丸而愈。(《保婴撮要·卷八》)

一小儿……毕姻后，小便仍白，唾痰发热，形气益虚，用大剂益气汤、六味丸，各五十余剂而愈。（《保婴撮要·卷八》）

◆ 癃闭

一小儿……后小便不利，面色萎黄，四肢时冷。余谓：脾肺气虚，不能下输膀胱，用补中益气汤。不信，另服渗利之药，呕吐腹痛，手足并冷。余先用四君、姜、桂，再用补中益气汤之类，元气渐复，小便渐利。（《保婴撮要·卷十五》）

一小儿小便不利，衄血，鼻色赤。属脾肺有热也，用《济生》犀角地黄汤而愈。（《保婴撮要·卷八》）

一小儿小便不通……而愈。后因感冒误汗，小便仍不利，余用补中益气汤加麦门、五味而安。（《保婴撮要·卷八》）

一小儿小便数而欠利，面赤口渴，两足发热。此禀阴虚也，地黄、滋肾二丸煎服，用四剂而愈，又用地黄丸料加黄芪、当归而痊愈。（《保婴撮要·卷二十》）

一小儿伤食膨胀，服克伐之剂，小便涩滞，改服五苓散，小便益闭，四肢顿肿。余谓脾胃虚寒，不能通调水道，下输膀胱故也，朝用加减金匮肾气丸，夕用补中益气汤而愈。（《保婴撮要·卷九》）

一小儿小便不通，服五苓之类不应，颏间及左腮色赤。乃肝肾虚热也，用四物、山栀及地黄丸而愈。（《保婴撮要·卷八》）

一小儿小便不通，口舌如靡，作渴而赤，左尺脉数。此膀胱热结，先用五淋散，而小便利，又用地黄清肺饮、参芪四圣散而愈。（《保婴撮要·卷二十》）

一小儿痘将愈，小便不利，服五苓散之类，小便愈少，喘咳唾痰。此脾肺复伤也，先用补中益气汤二剂送滋肾丸，却用补中

益气、五味异功二药而瘥。(《保婴撮要·卷二十》)

一小儿五岁，小便不利，用五苓散分利淡泄之药，益加不通，小便阴囊渐肿。先君谓前药复损真阴也，用六味丸料加牛膝、肉桂、车前子，佐以补中益气汤而瘥。(《保婴撮要·卷八》)

◆ 尿频

一小儿二岁，夜啼，面色赤，黑睛色淡，小便频赤，朝用补中益气汤加山药、五味，夕用地黄丸而愈。(《保婴撮要·卷四》)

一小儿三岁，面白夜啼，小便青而数，此肺肾虚弱，朝用补中益气汤加肉桂一分，夕用地黄丸而愈。大凡小儿面色青黑，睛少，或解颅足热者，出痘多在肾经，预用地黄丸补肾气，多得无恙者。(《保婴撮要·卷四》)

一小儿……小便频数而少，服木通、车前之类，乃纯阴淡渗之味，善伤阳气。经曰：无阳则阴无以生，无阴则阳无以化。非纯补气之药不救。不信，后果殁。(《保婴撮要·卷十五》)

一小儿五岁，形气虚羸……毕姻后，小便频数，作渴发热，日晡益甚，恪服黄柏、知母等药，以滋阴降火。后患肾疾，卧床年许。余因考绩北上，仍用前药，喜其慎疾，半载而瘥。(《保婴撮要·卷九》)

◆ 遗尿

一小儿三岁，素遗尿，余视其两颊微赤，此禀父肾与膀胱二经阴虚也，与六味丸服之，赤色渐退，而遗尿亦愈。(《保婴撮要·卷八》)

◆ 遗精

一小儿十四岁，功课过度，梦遗恶寒，拗间肿痛，余用大剂益气汤而愈。(《保婴撮要·卷十四》)

◆ 血证

一小儿十一岁，眉间一核似赤小豆许，出血如注，发热倦怠，食少体倦。此肝经血热，脾经气虚也，用柴芍参苓散、九味芦荟丸而痊。(《保婴撮要·卷十五》)

一小儿鼻衄，发热作渴，右腮色青。余谓肝火乘脾。先用加味逍遥散，母子并服，热渴渐止；另用五味异功散少加柴胡、升麻，与子服之而愈。(《保婴撮要·卷四》)

一小儿鼻衄，服止血之剂，反见便血，右腮色黄或赤。此脾气虚热，不能统血也，用补中益气汤，又用五味异功散加柴胡、升麻而愈。(《保婴撮要·卷四》)

一小儿鼻衄，久不愈，四肢倦怠，饮食少思，恶风寒。此脾肺虚也，先用五味异功散，而鼻血止；又用补中益气汤，而不畏风寒；继用四君，少加柴胡、升麻而痊愈。(《保婴撮要·卷四》)

一小儿鼻衄，两颊赤。余谓禀赋肾气不足，虚火上炎也。不信，别服清热凉血之药，病益甚。余用地黄丸果效。(《保婴撮要·卷四》)

一小儿鼻衄滞颐，作渴时汗。乃胃经实热也，先用泻黄散，二服而滞颐止；又用四味肥儿丸，数服而鼻血愈。(《保婴撮要·卷四》)

一小儿鼻衄作渴，喘嗽面赤。此心火刑肺金也，用人参平肺散及地黄丸料加五味子、麦门冬煎服而痊。(《保婴撮要·卷四》)

一小儿久鼻衄，右腮鼻准微赤。此脾胃传热于肺而不能统也，先用六君、桔梗、当归、山栀而血止，次用人参黄芪散，以调补脾肺而愈。(《保婴撮要·卷九》)

一小儿年十余岁，鼻衄，肝脉弦数。肝藏血，此肝火血热而妄行，用小柴胡加山栀、龙胆草，四剂而血止；又用四物、芩、连、芦荟、山栀、甘草，作丸服，又以地黄丸滋肾水，生肝血而愈。(《保婴撮要·卷九》)

一小儿伤食呕吐，服克伐之药，呕中见血；用清热凉血，反大便下血，唇色白而或青。余谓脾土亏损，肝木所乘。令空心服补中益气汤，食远服异功散，使涎血各归其源，果愈。(《保婴撮要·卷六》)

一女子年十四岁，因惊寒热发搐，服镇惊之药，更吐血，寻衣撮空，身如炙，烦躁不眠，饮食不入，脉洪大而无伦次，按之豁然而空，用加减八味丸料二剂，诸症悉退。脉息按之如丝，无气以动，用人参一两煎服，不应，仍用人参一两，附子五分，二剂元气顿复。(《保婴撮要·卷九》)

一童子年十四发热吐血，余谓宜补中益气以滋化源。不信，用寒凉降火愈甚。始谓余曰：童子未室，何肾虚之有？参芪补气，奚为用之。余述丹溪先生云：肾主闭藏，肝主疏泄，二脏俱有相火，而其系上属于心，心为君火，为物所感则易于动，心动则相火翕然而随，虽不交会，其精亦暗耗矣。又《精血篇》云：男子精未满而御女，以通其精，则五脏有不满之处，异日有难状之疾。遂用补中益气及地黄丸而瘥。(《内科摘要·卷下》)

【注】《薛案辨疏》：童子发热吐血，或多有之，先生何即知其当用补中耶？至于寒凉降火亦不甚相远，而服之益甚者，必有肝肾脾肺之虚症虚脉现乎。然近世童子虚症颇多，或先天不足，或

斫丧太早，不特吐血发热为然，即凡诸症，每每由此。

一小儿……后因伤食吐血，不时弄舌。属脾经虚热，用四君子汤而痊。(《保婴撮要·卷十一》)

一小儿十四岁……后大吐血，别误服犀角地黄丸一剂，病益甚，饮食顿减，面色㿠白，手足厥冷，或时发热。寒时脉微细而短者，阳气虚微也。热时脉洪大而虚者，阴火虚旺也。余用十全大补及八珍汤、六君子之类，但能扶持而血不止。复因劳役吐血甚多，脉洪大鼓指，按之如无，而两寸脉短，此阳气大虚也，用人参一两，附子一钱，佐以补中益气汤数剂，诸症渐退。乃减附子五分，又各数剂，脉症悉退。乃每服人参五钱，炮姜五分，月余始愈。(《保婴撮要·卷三》)

一小儿十岁，因伤厚味吐血，用《济生》犀角地黄汤，解食毒，清胃热；又用四君、牡丹皮、升麻，调补脾胃而愈。惟肢体倦怠，两手作麻，用黄芪芍药汤数剂而安。(《保婴撮要·卷九》)

一小儿吐血，因乳母火郁发热，两胁作痛，后吐血，以加味归脾汤加吴茱萸制黄连治母，儿不时饮数匙，月余并愈。后母因怒吐血寒热，儿亦吐血，先用加味小柴胡汤二剂，后用加味逍遥散治其母，悉愈。(《保婴撮要·卷九》)

一小儿吐血不止，鼻准赤色，审其乳母有郁热，用加味归脾汤、加味逍遥散，母子并服，各数剂血少止，又用八珍汤加柴胡、牡丹皮而愈。(《保婴撮要·卷九》)

一小儿……后咳嗽吐血，仍用前药（指桔梗汤，编者注），佐以异功散而痊。(《保婴撮要·卷十四》)

一女子十三岁，因怒吐血，咬牙发搐，用加味逍遥散加钩藤钩而愈。次年出嫁，怀抱郁结，胸满食少，吐血面赤。此因肝火动而血热，气虚而不能摄血也，用六味丸及归脾汤加山栀、贝母

75

而愈。(《保婴撮要·卷九》)

一小儿尿血，两足发热，用六味地黄丸而愈。后患痢，久不愈，复尿血，作渴饮冷，以前丸料煎服，兼用补中益气汤而痊。(《保婴撮要·卷八》)

一小儿尿血，面青胁痛，小便频数，用五味异功散加柴胡、炒黑龙胆草，次用地黄丸而愈。(《保婴撮要·卷八》)

一小儿十一岁，因劳发热，尿血，小便不利，先用清心莲子饮二剂，后用补中益气汤加山栀而痊。(《保婴撮要·卷八》)

一小儿小便见血，或咳血、衄血。此脾肺虚热，食后用《圣济》犀角地黄汤，食前用六味地黄丸，顿愈。后因食厚味，用清胃散及六味地黄丸而愈。(《保婴撮要·卷八》)

一小儿因乳母饮酒，小便出血，用八正散去大黄加干葛、山栀、漏芦，母子服之并愈。(《保婴撮要·卷八》)

一小儿八岁，腹胀脐凸，大便下血如痢，小便色赤似血，面目皆黄，两腮色赤。此食积所伤，而肝侮之也。盖脾病则肺虚不能生肾，故有是症，当先消导积滞。遂用越鞠丸加三棱、蓬术，姜汤下四服，二便通利；又用大安丸二服，下血亦止。(《保婴撮要·卷八》)

一小儿八岁，先因小便黄赤，服五苓、导赤等散，后患便血。余以为禀父虚热也，用六味丸及补中益气汤而痊。(《保婴撮要·卷八》)

一小儿鼻衄滞颐……鼻血愈。后鼻不时作痒，发渴便血，用《圣济》犀角地黄汤四剂，母子并服，别令儿童更服四味肥儿丸，月余而愈。(《保婴撮要·卷四》)

一小儿便血，服寒凉药过多，腹胀，小便不利，其血益甚，余朝用补中益气汤，夕用金匮加减肾气丸而痊。(《保婴撮要·卷

八》）

一小儿便血，面黄腹胀，用四味肥儿丸及补中益气汤加吴茱萸制黄连、木香、芜荑，三十余剂而愈。

一小儿便血，面青胁痛，小便频数。此肝木侮脾土而不能统摄也，用异功散加柴胡、炒黑龙胆草，二剂肝症顿退，仍用异功散而血止。（《保婴撮要·卷八》）

一小儿便血，手足发热，齿龈溃臭，朝用六味地黄丸，暮用异功散加芜荑，月余渐愈，乃佐以补中益气汤而愈。（《保婴撮要·卷八》）

一小儿便血发热，作渴饮冷，用黄连解毒汤一剂热服，诸症顿愈。后因饮食过伤，下血甚多，发热倦怠，饮食少思，先用补中益气汤，元气复而饮食增，又用四君加升麻而愈。（《保婴撮要·卷八》）

一小儿禀父气不足，不时便血，用六味地黄丸、补中益气汤而愈。后因母饮酒炙煿复致前患，母服加味清胃散（清胃散加柴胡、栀子，编者注），子服六味地黄丸而愈。（《保婴撮要·卷八》）

一小儿久患便血，属脾胃虚热也，诸药不应，用人参二两，炒黑黄连、吴茱萸各半两为末，米糊作丸，佐以补中益气汤而痊。（《保婴撮要·卷八》）

一小儿疟后，少思饮食，便血，发热腹胀。属脾虚不能统血，先用异功散加升麻、柴胡而血止，又补中益气汤，饮食顿进，乃用异功散而痊。（《保婴撮要·卷七》）

一小儿头摇目札，口渴下血。此肝经血虚风热也，用地黄丸而痊。若肝经湿热，兼用泻青丸。盖虚则补其母，实则泻其子也。（《保婴撮要·卷八》）

一小儿跌仆，因服大黄之药，下血发热，腹痛呕吐，按其腹

却不痛，用五味异功散加当归、升麻二剂，腹痛顿止，又二剂而血止，又二剂而热止，又二剂而元气复。（《保婴撮要·卷十六》）

一小儿便血作渴少食，先用七味白术散，渴止食进，又用补中益气汤而瘥。后食生冷，腹胀便秘，用保和丸，二便下血，或时发搐。此脾气伤而肝火动也，用异功散加钩藤钩、柴胡而搐止，又加升麻、木香而血止。（《保婴撮要·卷八》）

一小儿坠楼，良久方苏，呻吟不绝，自以手护其腹，此内伤瘀血停滞也，用当归导滞散二钱，热酒调下，而呻吟顿止，次用四物加柴胡、牡丹皮而安。（《保婴撮要·卷十六》）

一小儿痘后，非衄血即便血，痘痕赤白靡定，手指冷热无常。余谓：此元气虚，而无根之火倏往忽来也。朝用补中益气汤，夕用五味异功散，各二十余剂而愈。后因劳心复发，仍用前二药为主.佐以十全大补汤而愈。（《保婴撮要·卷二十》）

一小儿痘后衄吐，面色黄白，因脾肺气虚弱，用麦门冬散而愈。后因劳，衄血发热，痘痕赤色，用四君、归、芪而衄止，用五味异功散而热退。（《保婴撮要·卷二十》）

一小儿痘后衄血，发热则痕赤，热止则痕白。此脾胃气虚也，朝用补中益气汤加干姜，夕用五味异功散加当归而愈。（《保婴撮要·卷二十》）

一小儿痘后衄血头晕，唇白恶心。此中气虚而清阳不能上升也，用补中益气汤加蔓荆子稍愈，去蔓荆子，又数剂而痊。（《保婴撮要·卷二十》）

一小儿疹隐于肉里而不现，烦渴躁热，衄血吐血或便血，用解毒汤、犀角汤各一剂而血止，又用导赤散而愈。（《保婴撮要·卷十八》）

一小儿涕唾稠黏，大便黑屎。此胃经热毒，先君用《圣济》

犀角地黄汤、芹菜汁而痊。(《保婴撮要·卷十七》)

一小儿痘将愈，患便血，面白恶寒，手足并冷，脉沉细如无。余谓：阳气虚寒。欲用人参、姜、桂。不从，翌日而死，手足青黑，惜哉！(《保婴撮要·卷二十》)

一小儿痘将愈而便血，面白恶寒，大便欲去而不去。余谓：此元气虚而下陷也，用益气汤。不信，服凉血之剂，致吐泻腹痛而殁。(《保婴撮要·卷二十》)

一小儿衄血，右寸脉数。此肺金有火也，用泻白散而血止，但四肢倦怠，用益气汤而愈。(《保婴撮要·卷二十》)

一小儿便血，面黄腹胀，用四味肥儿丸及补中益气汤加吴茱萸、制黄连、木香、芜荑，三十余剂而愈。至夏间患血痢，发热，手足浮肿，仍用前药而痊。(《保婴撮要·卷八》)

◆ 痰饮

一小儿三岁，痰涎上涌，气喘胸满，大便不实，睡而露睛，手足指冷。此属形病俱虚也，用六君、桔梗一剂，诸症稍缓，至四剂，将愈。复伤风寒，前症仍作，又以前药加紫苏、杏仁、桑皮而安。(《保婴撮要·卷六》)

一小儿小便不利……而愈。后颏间常赤，作渴有痰。此禀赋肾气不足，用地黄丸而诸症应。(《保婴撮要·卷八》)

一小儿面赤有痰，口干作渴，右寸口脉洪数。此心火刑肺金，用人参平肺散一剂，又用地黄丸料，四剂而痊。(《保婴撮要·卷十九》)

一小儿涕唾稠黏，痰喘作渴，大便不利。此热毒蕴于内，用前胡枳壳散一剂，诸症顿退，又用《济生》犀角地黄汤二剂而愈。(《保婴撮要·卷十七》)

◆ 消渴

一小儿面目色白，患渴症，唾痰发热，服清热化痰之药，大便洞泻，小便频数。此脾胃虚而复伤也，朝用补中益气汤，夕用四神丸，诸症渐愈，又佐以六味地黄丸而愈。(《保婴撮要·卷九》)

一小儿吐泻后，患渴症，饮食少思，肌体消瘦，用七味白术散，渴渐止；五味异功散加升麻，饮食渐进；又用补中益气汤，肌肉顿生。(《保婴撮要·卷九》)

◆ 虚劳

一小儿……毕姻后，虚症悉至，用八珍汤、地黄丸料，寻愈。(《保婴撮要·卷四》)

一小儿八岁，面常青色，或时色赤，日间目札，夜睡咬牙，二年余矣。服清肝降火之药益甚，形气日羸。余考绩到京，求治于余。曰：肝主五色，入心则赤，自入则青。盖肝属木而生风，故肝气为阳为火，肝血为阴为水，此案肝肾精血不足，虚火内动，阴血益虚，虚而生风，风自火出，故变面赤目札等症耳，非外风也。遂用地黄丸以滋肾水生肝木，两月目札咬牙悉止，又三月许诸症寻愈，而元气亦充矣。凡肝木之症，若肝木实热生风而自病，或肺金实热而克木者，宜用清肝降火之剂，以泻其邪气。若肝经风热而目直等症，用柴胡栀子散以清肝火，加味四物汤以养肝血。若肾虚而咬牙诸症，用六君子汤以健脾土，六味地黄丸以滋肾水则愈。(《保婴撮要·卷八》)

一小儿患虚羸，耳出秽水，左手尺关洪数而无力，余为清肝补肾，耳中虽愈，脉未全敛。毕姻后，患瘵症，误服黄柏、知母

之类，复伤元气，不胜寒暑劳役，无日不病，几至危殆。余大补脾肾，滋养元气而愈。（《保婴撮要·卷九》）

一小儿十三岁，面赤，惊悸发热，形体羸瘦，不时面白，嗳气下气，时常停食，服保和丸及清热等药。余曰：面赤惊悸，心神怯也；面白嗳气，心火虚也；大便下气，脾气虚也。此皆禀心火虚，不能生脾土之危症，前药在所当禁者。不信，又服枳术丸、镇惊等药，而诸症益甚，大便频数，小腹重坠，脱肛，痰涎，饮食日少。余先用六君子汤为主，佐以补心丸，月余饮食少进，痰涎少止，又用补中益气汤送四神而愈。毕姻后，病复作坠，时至仲冬，面白或黧色，手足冷，喜食胡椒、姜物，腹中不热，脉浮，按之微细，两尺微甚，乃用八味丸，元气复而形气渐充。年至二十，苦畏风寒，面目赤色，发热吐痰，唇舌赤裂，食椒姜之物唇口即破，痰热愈甚，腹中却不热，诊其脉或如无，或欲绝。此寒气逼阳于外，内真寒而外假热也，仍用八味丸而诸症顿愈。（《保婴撮要·卷九》）

一小儿虚羸昏倦，咳嗽惊悸，自用参苏散一剂，更加喘急。此脾肺气虚而妄发表也，用惺惺散微解外邪，调和胃气，诸症顿愈。但手足逆冷，又用六君子汤，调补元气而安。（《保婴撮要·卷九》）

一小儿痘将靥，目不开，脉浮而无力，右关按之缓弱。此脾气虚耳，用补中益气汤加蔓荆子二剂，去蔓荆子又数剂而愈。后每劳役，目中作胀不能开合，朝用补中益气汤，夕用五味异功散而愈。（《保婴撮要·卷十八》）

一小儿痘将愈，忽黑陷。余谓气血虚，用紫草散加人参、当归，又用参芪托里散而愈。（《保婴撮要·卷十九》）

◆五迟五软

一小儿白睛多，三岁不能行，语声不畅，两足非热则冷，大便不实。朝用补中益气汤加五味子、干山药以补脾肺，夕用地黄丸加五味子、牛膝、鹿茸补肝肾，不三月而瘥。(《保婴撮要·卷四》)

一小儿三岁，言步未能，齿发尤少，体瘦艰立，发热作渴，服肥儿丸不应。余曰：此肾虚疳症也，盖肥儿丸脾胃经之药，久服则肾益虚，其疳益甚。不信，牙发渐落。余用地黄丸加鹿茸、五味子，半载而元气壮健。(《保婴撮要·卷五》)

一小儿体瘦腿细，不能行，齿不坚，发不茂，属足三阴经虚也，用六味丸、补中益气汤，年余诸症悉愈。(《保婴撮要·卷五》)

一小儿五岁不能言，咸以为废人矣，但其形色悉属肺肾不足，遂用六味地黄丸加五味子、鹿茸，及补中益气汤加五味子。两月余，形气渐健；将半载，能发一二言；至年许，始音声如常。(《保婴撮要·卷五》)

一小儿十一岁，形羸骨立，面皎口干，白睛多而黑睛少，不能顿言，用六味地黄丸、补中益气汤，其形渐充，年余而能言。(《保婴撮要·卷五》)

一老年得子，四肢痿软，而恶风寒，见日则喜。余令乳母日服加减八味丸三次，十全大补汤一剂，兼与其子，年余肢体渐强，至二周而能行。(《保婴撮要·卷三》)

一小儿体瘦腿细，行步艰辛，齿不坚固，发稀短少，用六味地黄丸、补中益气汤，年余诸症悉愈，形体壮实。(《保婴撮要·卷五》)

一小儿五岁，禀父腿软，不便于行，早丧天真，年至十七，毕姻后腿软，头囟自觉开大，喜其自谨，寓居道舍，遂朝服补中益气汤，夕用地黄丸料加五味子、鹿茸煎服，年余而健。(《保婴撮要·卷三》)

一小儿言迟泄泻，声音不亮，杂用分利清热等剂，喉音如痓，饮食少思。朝用地黄丸加五味子，夕用补中益气汤，其泻渐止。遂专服前丸，两月喉音渐响。(《保婴撮要·卷五》)

一小儿眼白腿软，两足热，面似愁容。服地黄丸，两月余渐健；服年余，白睛渐黑，出痘无恙。(《保婴撮要·卷四》)

◆ **解颅**

一小儿解囟不言，其形属肾虚而兼疳症，先用六味地黄丸以补肾水，又用补中益气汤以补肺金，半载渐愈，年余疳病痊而能言。(《保婴撮要·卷五》)

一小儿颅解足软，两膝渐大，不能行履，用六味地黄丸加鹿茸治之，三月而起。(《保婴撮要·卷四》)

一小儿年十三岁，患前症（指解颅，编者注），内热晡热，形体倦怠，食少作渴，用六味丸加鹿茸补之，不越月而痊。(《保婴撮要·卷四》)

一小儿年十四岁而近女色，发热吐痰。至有室，两目羞明，头觉胀大，仍不断欲，其头渐大，囟门忽开。用地黄丸、益气汤之类，断色欲年余而愈。(《保婴撮要·卷四》)

一小儿十四岁，解囟自觉头大，视物昏大，畏日羞明。此禀赋肾气怯弱，用六味丸加鹿茸，及补中益气汤加山药、山茱萸，半载愈，二载而囟合。既婚之后，仍觉囟门开解，足心如炙。喜其断色欲，薄滋味，日服前药二剂，三载而愈。后入房，两腿痿

软，又教以服前丸，守前戒而愈。（《保婴撮要·卷四》）

一小儿四岁，尚解颅，余用地黄丸而颅阖。（《保婴撮要·卷十四》）

◆ **汗证**

一小儿……后作功课太劳，盗汗发热，用八珍汤、六味丸而痊。（《保婴撮要·卷九》）

一小儿盗汗甚多，久不愈，寸口脉沉伏，饮食少思，稍多食则腹痛汗不止。余谓脾虚食积，用六君、升麻、柴胡，月余脾气渐健，饮食渐加，汗亦少止，乃佐以异功散而痊。（《保婴撮要·卷十》）

一小儿久患盗汗，夜热昼凉，饮食少思，大便酸臭。此食积内作也，先用三棱散消导积滞，又用五味异功散补脾进食而盛。（《保婴撮要·卷十》）

一小儿三岁，盗汗不食，闻药即呕。此胃气伤也，用浮麦炒为末，以乳调服钱许，旬余呕止食进，佐以六君子汤而愈。（《保婴撮要·卷十》）

一小儿十二岁，患盗汗，形气瘦弱，面色或赤或白，右腮白两颊赤，鼻间微青。此禀足三阴经虚也，朝用补中益气汤，夕用六味地黄丸而愈。（《保婴撮要·卷十》）

一小儿十四岁，用功劳甘，半载后自汗盗汗，形体殊倦，朝用补中益气汤加五味子、蔓荆子，夕用十全大补汤寻愈。（《保婴撮要·卷四》）

一小儿自汗……而愈。后因惊自汗，咬牙呵欠。属肝经虚热生风，用六味地黄丸、补中益气汤而痊。后又惊，自汗怔悸，面赤发热。悉属肝经虚热，用六味丸而愈。（《保婴撮要·卷

十》）

一小儿汗出如雨，手足发热，作渴饮冷，右关洪数有力。此胃经实热也，用清胃散一剂顿退。因食膏粱复痒，发热饮冷，用泻黄散末一钱渴止，又用白术散去木香而痊。（《保婴撮要·卷十八》）

一小儿年十四岁……又劳役用心，自汗作渴，烦躁似痫症，先用当归补血汤，二剂顿安，又十全大补汤而寻愈。（《保婴撮要·卷十》）

一小儿四岁，因惊自汗，左关无脉，以此为忧。余曰：肝主惊，此察肝气不足，因惊则气散，脉必在臂腕。于尺部尽处候之，果得。用补中益气汤、六味地黄丸，半载脉复本位。其脉在合谷之间者，皆自幼被惊而然也。（《保婴撮要·卷十》）

一小儿五岁，因惊自汗发热，虚证悉具，右寸脉短。此胃气复伤也，用独参汤月余，又用补中益气汤，仍佐以六君子及加味地黄汤，半载而愈。（《保婴撮要·卷十》）

一小儿自汗，面青善怒，小便频数，睡间惊悸，或发搐目直。此肝火血燥生风也，先用加味四物汤、加味逍遥散各四剂，与间服，诸症渐愈，又用四君、山栀而痊。（《保婴撮要·卷十》）

一小儿自汗，目直项强顿闷。余谓肝经实热，先用柴胡栀子散，随用六味地黄丸而愈。（《保婴撮要·卷十》）

一小儿自汗，叫哭发热，作渴饮水，抽搐仰睡。乃心经实热也，用导赤散治之而愈。后又自汗，发热饮汤，抽搐无力，惊窜咬牙，覆睡面赤。心经虚热也，用茯苓补心汤而愈。（《保婴撮要·卷十》）

一小儿自汗恶风，用补中益气汤加炒浮麦而止。（《保婴撮要·卷十》）

一小儿……后因伤风咳嗽，误用表散之药，烦躁自汗，面目赤色，脉洪大无伦，按之如无。此血脱发燥也，先用当归补血汤，诸症顿愈，再用八珍汤而安。(《保婴撮要·卷十三》)

一小儿十一岁，面色青白，或恶寒发热，鼻间黄白，盗汗自汗，胸膈不利，饮食少思，常怀畏惧，用二陈、黄连、酸枣、茯神之类不应。余以为脾肺俱虚，不信，自用朱砂安神丸，更寒热往来，泄泻不食。余用六君、当归、黄芪而愈。(《保婴撮要·卷十》)

一小儿自汗盗汗，颈间结核，两目连札。此兼肝脾疳症也，用四味肥儿丸及大芜荑汤而痊。后每伤食发热，便血自汗，用五味异功散加升麻、柴胡渐愈，又用六味地黄丸而痊。(《保婴撮要·卷十》)

一小儿苦盗汗，肢体消瘦，因功课劳役，更加自汗，余用补中益气、十全大补二汤而愈。次年因劳心，前症复作，更加梦遗，仍用前二汤各五十余剂而愈。毕姻后，前症俱作，手足并冷，前药又各加姜、桂一钱，数剂少应，至六十余剂而愈。因大劳，盗汗如雨，手足如冰，再以前二药加桂、附各一钱，数剂方愈。(《保婴撮要·卷十》)

一小儿痘将靥，身痒，脉浮数，按之无力。此真气不能荣于腠理，用补中益气汤而愈。因功课劳心，自汗，用六味汤而愈。后烦躁面赤，自汗如雨，用当归补血、十全大补二汤而愈。(《保婴撮要·卷十八》)

◆ 鹤膝风

一女子左腿作痛，服流气饮（即疮科流气饮，编者注）之类，左膝肿硬，头晕吐痰。余谓：此鹤膝风也，其脉弦数而无力，乃禀赋肝脾肾三经之症，此形气病气俱虚者，当先调脾胃为主。不信，仍攻邪，诸症蜂起。余先用五味异功散加升麻、干姜、肉桂，脾气稍健；又用异功散、八珍汤而溃；却间服大防风汤地黄丸而痊。（《保婴撮要·卷十三》）

一小儿患此（指鹤膝风，编者注），溃而不敛，不时寒热，小便赤涩。此血气虚也，用十全大补汤加麦门冬、五味，诸症顿退。乃去桂，令常服，佐以和血定痛丸而愈。（《保婴撮要·卷十三》）

一小儿患此（指鹤膝风，编者注），大溃不敛，体倦食少，口干发热，日晡尤甚。此脾气虚甚也，用补中益气汤五剂，以补元气；乃用大防风汤一剂，以治其疮。如是月余，诸症悉退，遂用十全大补汤，佐大防风汤而敛。（《保婴撮要·卷十三》）

一小儿九岁，患此（指鹤膝风，编者注）作痛，用葱熨法及大防风汤，肿起色赤。用仙方活命饮、补中益气汤间服，肿渐消。又以独活寄生汤与补中益气汤间服，二三日用葱熨一次，至两月余而消。（《保婴撮要·卷十三》）

一小儿两膝渐肿，敷服皆消毒之药，足胫赤肿。此禀父肾气不足，用地黄丸、八珍汤而消。若用流气、败毒等药，必致不起。（《保婴撮要·卷十三》）

一小儿鹤膝风久溃，小便频数，后淋沥不止，面色黑或皎白，饮食少思，四肢倦怠。此肾之脾胃虚也，朝用补中益气汤，夕用五味异功散，饮食渐加，肢体渐健，却用地黄丸而愈。（《保婴撮要·卷十五》）

◆ 痉证

少参王阳湖孙女年八岁，发痉，服降火消导之剂，其脉浮洪，寒热如疟。余用四君子加升麻、柴胡、炮姜、钩膝钩，及补中益

气汤，间服渐愈。但胁下作痛，去炮姜加木香、肉桂而痊。(《保婴撮要·卷四》)

宪幕顾斐斋玄孙，二周，项结核，两臂反张，索败毒之药。余意其症属风热伤肝，血燥筋挛，未敢付药。翌早请治，果系前症，遂与六味丸一服，侵晨灌之，午后肢体如常。(《明医杂著·卷之五》)

一小儿感冒发热，咳嗽咬牙。余以为脾肺气虚。不信，乃用解散之药，果项强口噤，汗出不止，手足并冷。遂用五味异功散加柴胡、木香治之，渐愈。但日晡微热，睡而露睛，用补中益气而痊。(《保婴撮要·卷四》)

一小儿感冒发散变痉，汗出不止，手足并冷，用补中益气汤加肉桂，四剂而愈。(《保婴撮要·卷十六》)

一小儿忽腰背反张，服治惊之药后，不时举发，面色黄白，肢体甚倦。余用五味异功散，十余剂而愈。后因惊，兼饮食不节，不时举发，随用前药即愈。遂日以参、术末，每服五七分，炮姜、大枣煎汤调下，服至二两而不发。(《保婴撮要·卷二》)

一小儿忽腰背反张，目上视，面青赤。曰：青属肝主风，赤属心主火，此风火相搏。用柴胡栀子散，倍加钩藤钩顿安。而痰如旧，又用抱龙丸而愈。(《保婴撮要·卷二》)

一小儿患痈病，溃而发痉，顿闷咬牙寒热。此属肝经风热，先用柴胡栀子散一剂，寒热顿止；次用四物、参、芪、白术、柴胡渐止；又用补中益气汤加芍药、茯苓而痊。(《保婴撮要·卷四》)

一小儿金刃伤脚面，出血过多，口噤目直。此出血过多，肝火内动而变症，用四物、参、术、钩藤钩，四剂其势稍定；又用五味异功散加当归、柴胡，变症悉愈；又用托里散、八珍汤，患处溃而痊。(《保婴撮要·卷十六》)

一小儿惊风，服抱龙丸、保生锭，吐涎甚多。又汗出发痉，仍欲祛痰。余曰：此肝脾血虚，而内生风耳。吐痰不止，脾肺气虚，不能摄涎也。汗出发痉，脾肺气虚而亡阳也。用六君子汤加炮姜、木香顿愈，又用四君子加归、芪而安。(《保婴撮要·卷四》)

一小儿溃疡变痉如前（指发搐口噤，编者注），面色青赤。此心肝二经虚而有热也。先用八珍汤加柴胡、牡丹皮，又用加味逍遥散加五味子渐愈，又用八珍汤而安。(《保婴撮要·卷十六》)

一小儿伤手，出血烦躁，口噤昏愦，气息奄奄，先用东垣圣愈汤安，又用托里散而溃，佐以八珍汤而敛。(《保婴撮要·卷十六》)

一小儿素患前症（指腰背反张，编者注），痰盛面色素白而兼青。余谓：肺气不能平肝，肝气乘脾，脾气虚而生痰耳。先用抱龙丸二服以平肝，随用六君子汤以补脾肺，月余而痊。半载之后复发，谓非逐痰不能痉愈。遂用下剂，痰涎甚多，而咽喉如锯声。余曰：乃脾不能摄涎也，咽间鸣乃肺气虚甚也。遂用人参五钱，炮姜三分，水煎服而醒。后每发非独参汤不应。若执常方，鲜不有误者。(《保婴撮要·卷二》)

一小儿停食腹痛，发热呕吐，服峻厉之剂，更吐泻汗多，手足并冷，发痉不止，其脉浮洪，按之如丝。用六君子汤加升麻、炮姜，痉症顿已。惟寒热往来，又用四君、升麻、柴胡而愈。(《保婴撮要·卷四》)

一小儿头患疮，溃而发痉，或寒热作渴，或手足厥冷，其脉洪大浮缓，按之皆微细。此元气虚而邪气实也，用十全大补汤加柴胡、山栀，数剂诸症渐退而脉渐敛，又十余剂而愈。(《保婴撮要·卷四》)

一小儿因乳母大怒，发热胁痛，亦患前症（指发痉，编者注），兼汗出作呕。先用小柴胡汤一剂，子母俱服顿愈。但日晡潮热，以异功散加升麻、柴胡治之，并愈。（《保婴撮要·卷四》）

一小儿因乳母发热吐泻，一小儿因乳母食厥昏愦，同患前症（指发痉，编者注），各治其母，而子悉愈。（《保婴撮要·卷四》）

有一患者（指跌打损伤，编者注），两月余矣，疮口未完，因怒发痉，疮口出血。此怒动肝火而为患耳，用柴胡、芪、连、山栀、防风、桔梗、天麻、钩藤钩、甘草，治之顿愈。刘宗厚先生云：痉有属风火之热内作者，有因七情怒气而作者，亦有湿热内盛、痰涎壅遏经络而作者，惟宜补虚降火，敦土平木，清痰去湿。（《正体类要·上卷》）

一小儿伤风发热，服解散之药，汗出不止，痉症悉具，其脉洪大鼓指，按之微细。此汗多亡阳，脾肺气虚之症也，用异功散加芎、归、黄芪，其汗顿止，又用补中益气汤而痉。（《保婴撮要·卷四》）

一小儿因惊发热，误行表散，出汗面白，日晡发痉。先兄谓脾肺气虚而肝胆邪盛，以六君子加柴胡、升麻治之，乃发于寅卯时，此肝邪自旺也。用加味逍遥散一剂，其热顿退，又用补中益气汤、六味地黄丸而愈。（《保婴撮要·卷四》）

一小儿痘愈后因劳，痘痕作痒，搔破脓水淋漓，面色皎白，脉浮大，按之如无，余用补中益气汤渐愈。或云先攻其邪，而后补之，乃用消风散，变痉，汗出口噤而死。惜哉！（《保婴撮要·卷十九》）

◆**痿证**

一小儿火伤腿，用寒凉之药，久不愈，腿细筋挛，食少晡热。

此因生肌药助其邪，寒凉损其胃也，用益气汤、当归膏，不月而敛。（《保婴撮要·卷十四》）

一小儿七岁，左腿自膝下至胫细小，行步无力，用地黄丸加鹿茸、五味子、牛膝为主，佐以补中益气汤，半载腿膝渐强而能步。毕姻后，其腿内热，足心如炙，唾痰口渴。余谓当补脾肾。不信，另用滋阴丸，痰热益甚；服四物、黄柏、知母之类，饮食日少；服二陈、青皮、枳壳之类，胸满吐血；服犀角地黄汤，唾血不时，大便频数。复请视，仍泥实火，余辞不能治。恪服犀角地黄丸而唾血益甚，不时发热。后复恳治，余曰：两足心热，唾痰口干，肾虚水泛也。饮食少思，胸膈痞满，唾血不止，脾虚失摄也。昼发夜伏，夜作昼止，不时而热，无根虚火也。遂用四君子及八珍汤、地黄丸，间服而愈。（《保婴撮要·卷五》）

一小儿六岁，面色㿠白，眼白睛多，久患下痢，忽声音不亮，腿足无力，先用四神丸止其痢，后用地黄丸加牛膝、五加皮、鹿茸补其肾，两月余渐能行，半载后，其声音亮。（《保婴撮要·卷五》）

一小儿十二岁，疟疾后项软，手足冷，饮食少思，粥汤稍离火，食之即腹中觉冷。用六君子汤加肉桂、干姜，饮食渐加。每饮食中加茴香、胡椒之类，月余粥食稍可离火。又用前药百剂，饮食如常，而手足不冷，又月余其首能举。后饮食停滞，患吐泻，项乃痿软，朝用补中益气汤，夕用六君子汤及加减八味丸，两月余而项复举。（《保婴撮要·卷三》）

◆ **腰痛**

一小儿出痘，愈后腰足作痛。此禀足三阴虚也，用六味丸料煎服，及补中益气汤而愈。后又伤食，作泻腰痛，用四神丸、六

味丸而愈。(《保婴撮要·卷二十》)

一小儿痘愈后，腰痛口渴，两足生疮，饮水不绝。此禀足三阴虚，先君用地黄丸、益气汤。(《保婴撮要·卷二十》)

一二三岁儿闪腰作痛，服流气等药半载不愈。余曰：此禀肾气不足，不治之症也，后果殁。(《正体类要·上卷》)

一小儿闪腰作痛，服流气等药，外肿不赤。余曰：此儿虽经闪腰，然亦禀赋肾气不足而使之者，延久益虚，恐后不治。彼以迁缓视之，后果不起。(《保婴撮要·卷十六》)

◆ 蛔虫

一小儿，眉皱多啼，呕吐清沫，腹中作痛，肚胀筋青，唇白紫黑，肛门作痒，名曰蛔疳，以大芦荟丸治之而愈。有虫食脊膂，身热黄瘦，烦温下痢，拍背如鼓鸣，脊骨如锯齿，十指生疮，常啮，此脊疳也，当以前丸治之。(《外科心法·卷六》)

一小儿患虫动心痛，先服大芜荑汤下瘀秽，反作呕少食，右腮鼻准白中兼黄。此脾肺气虚也，用异功散二服稍应，更加炮姜，一剂而安。(《保婴撮要·卷九》)

◆ 疟病

一小儿患疟兼便血、盗汗年余矣。审乳母素有郁怒，寒热便血，朝用加味归脾汤，夕用加味逍遥散。儿以异功散加酒炒芍药为末，每服三四分，米饮下。月余，母子并痊。(《保婴撮要·卷七》)

一小儿疟发热，服消导之剂，腹胀作呕，四肢浮肿，先用五味异功散加木香，诸症倾退，饮食顿进。后因饮食过多，作泻，用补中益气汤加木香，又用五味异功散而痊。(《保婴撮要·卷

七》）

一小儿先因停食腹痛，服峻厉之剂，后患疟，日晡而作，余以为元气下陷，欲治以补中益气汤。不信，泛行清热消导，前症益甚，食少作泻。余朝用前汤，夕用异功散加当归，月余而愈。（《保婴撮要·卷七》）

一小儿愈（指疟疾，编者注）后便（指小便，编者注）涩，用补中益气汤加山栀而小便通。因劳发热，不食，小便不利，用补中益气、五味异功散加升麻、柴胡而痊。后每劳心，寒热如疟，用补中益气汤；饮食失节，如疟，用五味异功散，随愈。（《保婴撮要·卷七》）

◆ 中毒

一小儿患疟，服信石之药，遍身赤痛，烦躁昏愦，用米醋一杯，徐灌而苏。良久遍身如故，又用金银花、甘草为末，每服一钱，米醋调下，三服而安。（《保婴撮要·卷十一》）

一小儿误吞信石，遍身发赤，呕吐烦渴，肛门肿痛，便秘饮冷，服冷米醋一钟，赤晕立消，肿痛顿止。又用黄连解毒汤、金银花而愈。（《保婴撮要·卷十四》）

一小儿母因醉后饮乳，困睡不醒，遍身如丹瘤，先君谓酒毒为患，用葛花解醒汤，令母子俱服而愈。（《保婴撮要·卷十》）

◆ 水痘

一小儿痘将出，自汗作渴发搐。此心肝二经热甚，用柴胡麦门冬散，而热症退；用紫草快癍汤，痘悉见；又用四圣散而结靥。（《保婴撮要·卷十九》）

一小儿痘不红活，手足微冷。此阳气虚弱也，先用五味异功

散加干姜、肉桂二剂，乃去干姜加木香，又二剂而愈。(《保婴撮要·卷十九》)

吾乡徐内翰子，患痘毒，及时针刺，毒不内侵，数日而愈。大抵古人制法，浅宜砭，而深宜刺，使瘀血去于毒聚之始则易消。况小儿气血又弱，脓成而不针砭，鲜不毙矣。(《外科心法·卷四》)

一痘儿眼不开，肝脉数，按之有力，用柴胡栀子散，子母服之眼渐开。又因母劳怒仍闭，用加味逍遥散而愈。后复闭，用柴胡麦门冬散而痊。(《保婴撮要·卷十八》)

一妇人出痘，热数日而发见，用紫草快瘢汤，虽红活而痒塌。询其素勤劳，元气颇不充实，用八珍汤烦热渐止，又用托里散而后。(《保婴撮要·卷十九》)

一男子咳嗽嚏喷，腮颊赤白，胞皆赤，遍身赤瘰。余谓：此心脏痘疹。彼疑惑而未用药，旬余皆红活起发。余谓：既红活起发，不必服药。至十七日，大便下血，脓疮痂而痊。(《保婴撮要·卷十九》)

一小儿（患痘疹，编者注）痒塌寒战咬牙，喜饮温汤，手足不热。属阳气虚弱也，用参芪四圣散，诸症已退；用参芪托里散，其浆渐贯；用十全大补汤，其痂顿靥。(《保婴撮要·卷十七》)

一小儿，臂患痘毒不宁，按之复起。此脓胀痛而然也。遂刺之，以托里而愈。有痘后肢节作肿，而色不赤，饮以金银花散，更以生黄豆末，热水调傅，干以水润之自消。若傅六七日不消，脓已成，急刺之，宜服托里药。(《外科心法·卷六》)

一小儿……出痘时，自汗盗汗，用十全大补汤而痘愈。(《保婴撮要·卷十》)

一小儿……后出痘腰痛，仍用前药（指加味地黄丸、补中益

气汤，编者注）而瘥。次年毕姻，患肾痿而卒。（《保婴撮要·卷二十》）

一小儿便血腹胀，困倦身热，口干饮汤，四肢逆冷。先君谓脾气虚不能摄血，用五味异功散加丁香、干姜，二剂血止，痘贯而靥。（《保婴撮要·卷二十》）

一小儿禀赋肾虚，便血作渴，足热形瘦，用六味丸寻愈。后出痘第四日，两足发热，作渴饮冷，以前丸（指六味地黄丸，编者注）料煎与恣饮，三剂后足凉渴止，其痘安然而靥。（《保婴撮要·卷八》）

一小儿赤肿作痛（指痘疮，编者注），内服外敷皆寒凉之药，用活命饮一服，痛顿止而肿未消。此凉药血凝而然也，用六味活血散及隔蒜灸而瘥。（《保婴撮要·卷十八》）

一小儿稠密出迟，用四圣散而起发，用参芪内托散而靥。后发热恶寒，用八珍汤而愈。（《保婴撮要·卷十九》）

一小儿稠密色黑，烦躁喜冷，手足并热。先君谓火极似水，令恣饮芹汁，烦热顿止。先用犀角地黄汤，次用地黄丸料，服之而愈。（《保婴撮要·卷十九》）

一小儿出痘，稠密痛甚，色赤，翌日变黑，索水饮之，神思稍清。先用活命饮末冷酒调服三钱，痛虽稍缓，其痘如指，色赤肿高；又用夺命丹一粒，肿痛十减六七；又用活命饮末一服温酒调，又得减三四；再服而浆贯，却用四圣散而瘥。（《保婴撮要·卷十八》）

一小儿出痘，喘咳面赤，其脉洪数，右寸脉尤甚。此心火克肺金，用人参平肺散以清心肺，再用地黄丸以壮肾水，喘嗽顿止。（《保婴撮要·卷十八》）

一小儿出痘，发热燥渴，色黯出血，足热腰痛。此脾肾虚热，

用《圣济》犀角地黄汤一剂，却用地黄丸料数剂而贯，又用参芪内托散而痊。（《保婴撮要·卷十七》）

一小儿出痘，烦躁作渴，面赤口干，脉洪而大，按之无力，两尺为甚。此禀肾不足，阴虚而火动也，用大剂地黄丸料加五味子，煎与恣饮，诸症顿减。乃佐以补中益气汤，二剂痘齐，乃用参芪四圣散而后。（《保婴撮要·卷二十》）

一小儿出痘，烦躁作渴饮汤，面目赤色，脉数无力，两尺为甚。此禀足三阴虚也，用益气汤及地黄丸料加五味子大剂，始末服而瘥。（《保婴撮要·卷二十》）

一小儿出痘，腹痛作渴，饮食如常，光泽红活。此胃经实热，先用泻黄散，一剂顿安，又用白术散而痊。（《保婴撮要·卷二十》）

一小儿出痘，贯脓不腐，症如实热。余谓：血气虚甚之假热也。用十全大补汤数剂渐愈。忽又恶寒，余又曰：此邪气退而真气遂见虚象也。仍用前药，内参、芪各五钱，数剂而愈。（《保婴撮要·卷十七》）

一小儿出痘，寒战咬牙，四肢蜷缩，大便自利，手足并冷，喜饮热汤。此阳气虚寒也，用十二味异功散末二钱，诸症顿退，又用人参白术散、参芪四圣散而瘥。（《保婴撮要·卷十七》）

一小儿出痘，面青腹痛，手足并冷。此脾气虚寒也，先用五味异功散加木香、肉桂，又用内托散、参芪四圣散，贯脓痂瘥。（《保婴撮要·卷二十》）

一小儿出痘，面青腹痛，手足并冷。此脾土虚寒也，先服益黄散末三钱，再用六君、木香而安。又伤食，作泻面青，用五味异功散而痊。（《保婴撮要·卷二十》）

一小儿出痘，目闭二十余日，用清肝解热之药，两目虽开，

其睛已伤，此失于早治也。（《保婴撮要·卷十八》）

一小儿出痘，泄泻腹胀，烦渴，饮沸汤而不知热。先君谓阳气虚寒，用十一味木香散二剂，泄泻顿止，饮汤嫌热。此阳气复也，乃用六君、干姜、木香、归、芪而后。（《保婴撮要·卷十七》）

一小儿出痘，饮冷过多，腹痛面青，手足并冷。此寒邪伤脾而虚寒也，用附子理中汤，一剂而痛止；用人参一两，姜一钱，二剂而脓贯；又用人参煎汤代茶与饮，月余而靥。（《保婴撮要·卷二十》）

一小儿出痘便血，痘赤痛如锥，或疮内出血。余谓肝火炽盛，用小柴胡汤加生地黄一剂，随用犀角地黄汤，一剂而痊。（《保婴撮要·卷二十》）

一小儿出痘稠密，身侧尤甚，焮赤呻吟，饮乳不彻。先君谓：肝胆之火助邪为患，故身侧尤多，乃乳母肝火传变也。用柴胡栀子散治其母，子饮数滴而靥。（《保婴撮要·卷十九》）

一小儿出痘第七日，寒热作渴，两胁及臂外侧胆经各患痘疔，先用针挑出黑血，乃用小柴胡汤加生地黄一剂，热渴顿止，又用活命饮一剂而痊。（《保婴撮要·卷十八》）

一小儿出痘发狂，作渴饮冷。此上焦热炽也，用黄连解毒汤、芹菜汁而止；又用紫草快癍汤将靥。因间药饵三日，色黑倒靥，用紫草散渴止，又用人参白术散而痊。（《保婴撮要·卷十八》）

一小儿出痘腹痛，嗳腐吞酸。此饮食停滞，先用保和丸二服，续用五味异功散而痛止，又用托里散而靥。（《保婴撮要·卷二十》）

一小儿出痘腹痛，大便似利，寒热往来。余以为脾气虚，用白术散而痊。（《保婴撮要·卷二十》）

一小儿出痘六日，痒塌寒战。钱密庵谓血气虚寒，用十一味木香散二剂而浆贯，用参芪托里散而靥脱，后痕作痒，用大补汤而痊。（《保婴撮要·卷十九》）

一小儿出痘声暗，脉息如前，余用前药治之，声渐复清。又饮食过多，泄泻复暗，朝用益气汤，夕用异功散、地黄丸，声始如旧。（《保婴撮要·卷二十》）

一小儿出痘四日，腹胀泻渴。脾胃虚寒也，用十二味异功散一剂，又用参芪内托散，贯脓靥而忽寒热咬牙，此脓贯而阳气亏损也，用参附汤、独参汤而愈。（《保婴撮要·卷十七》）

一小儿出痘腰痛，足热发渴。此案肾虚火动也，先君用大剂加减八味丸料，煎与恣饮，诸症渐退。佐以大剂八珍加紫草、糯米数剂，脓渐贯，仍以前药而结痂，用八珍汤而靥。（《保婴撮要·卷二十》）

一小儿出痘作泻，手足并冷，用十二味异功散稍愈，又用五味异功散加姜、桂，一剂而止，又去姜加木香一剂，再用参芪四圣散而靥。（《保婴撮要·卷十九》）

一小儿大便不通，痘赤作痛，发热作渴，手足并热。此余毒内作，用前胡枳壳散一剂，大便随通，诸症顿退，又与六味活血散而愈。（《保婴撮要·卷十七》）

一小儿第九日痘将靥而热不止，脉滑而数，皆为不治。先君谓：痘未尽耳，非败症。遂用快癍汤一剂，果出一番，至十七日而痂落。（《保婴撮要·卷十七》）

一小儿第七日，痒塌少食，手足俱冷，发热恶寒。先君谓阳气虚寒，用十二味异功散，一剂而痒止。又用托里散加肉桂，四剂而浆贯，用十全大补汤而结靥。后痕赤作痒，此血气虚热，用八珍汤二十余剂而愈。（《保婴撮要·卷十九》）

一小儿第十日，不红活，浆不满。先君谓气血虚弱，用参芪托里散，数剂出赠痘，红活起发，又用十全大补汤而愈。(《保婴撮要·卷十七》)

一小儿痘，腹胀，二便自利，手足并冷。先君云脾胃虚寒，用十二味异功散一服，又用五味异功散加木香二剂，却去木香，又一服而痊。(《保婴撮要·卷十七》)

一小儿痘，腹胀足冷，内热作渴。此胃气虚而津液不足也，余先用五味异功散二剂，又用参芪四圣散而脓贯，用人参白术散而靥。(《保婴撮要·卷十七》)

一小儿痘，寒战咬牙，泻渴腹胀，手足冷，时仲夏，饮沸汤口不知热。先君谓脾气虚寒，用十二味异功散，一剂顿安；又用五味异功散，调补而愈；再用参芪四圣散而痊。(《保婴撮要·卷十八》)

一小儿痘，咽痛，大便不实，口渴饮汤，手足不热。此脾胃虚弱也，用人参白术散而大便实，但不时寒热，用加味逍遥散而愈。(《保婴撮要·卷十八》)

一小儿痘，咽痛，发热饮冷，大便黄色，手足指热。此脾胃实热也，用泻黄、清胃二散各一剂而愈。后因乳母食厚味，儿口角流涎，不能吮乳，仍用前药治母而愈。(《保婴撮要·卷十八》)

一小儿痘，咽痛，发热作渴，面赤饮冷。此胃经实热也，用射干鼠粘子汤而愈。因食厚味复发，手足并热，用泻黄散一剂而痊。(《保婴撮要·卷十八》)

一小儿痘，咽痛足热。余谓：此禀足三阴虚而无根之火上炎也，古人有云，痘归肾经，必不可救，当用壮水之剂，亦有生者。奈彼不悟，翌日果腰痛咽哑，始信余言，乃用大剂地黄丸料加五味子，并补中益气汤而愈。(《保婴撮要·卷十八》)

一小儿痘，饮食多而作吐，服枳术丸，色黑将陷，用五味异功散加干姜，二剂贯浆而靥。（《保婴撮要·卷十九》）

一小儿痘不结痂，发热饮汤，噫气腹胀。此脾气虚弱，用五味异功散、参芪四圣散而愈。后噫气下气，欲服枳壳之类。余谓：噫气属心火虚，下气属脾气虚。朝用六君子汤加姜、桂，夕用补中益气汤而愈。（《保婴撮要·卷十八》）

一小儿痘不结痂，作渴饮冷，大便秘结。此肠胃有热也，先用清凉饮末一钱，大便和而痘靥，又用人参麦门冬散、八珍汤而痊。（《保婴撮要·卷十八》）

一小儿痘不靥发热，因乳母有肝火，用加味逍遥散、人参白术散，母子俱服而热止，又用柴胡麦门冬散而痊。（《保婴撮要·卷十八》）

一小儿痘赤，壮热痰甚，烦躁饮冷。此脾肺实热，用人参清膈散顿退，又用芹菜汁而靥。（《保婴撮要·卷十七》）

一小儿痘赤而痛，喘嗽作渴，脉洪数，左尺右寸为甚。此肾火上炎，乘肺为患，用地黄丸料，煎与恣饮，如期而靥。（《保婴撮要·卷十九》）

一小儿痘赤狂喘，大便不利。此胃经有热，先君治以犀角地黄汤、芹菜汁而痊。（《保婴撮要·卷十七》）

一小儿痘赤痛，发热饮冷，大便不通，脉洪数而有力，用活命饮加大黄一服，痛亦顿减，更用东垣消毒散一服，如期而愈。（《保婴撮要·卷二十》）

一小儿痘赤痛，用活命饮末二钱痛止，用当归、黄芪、金银花将愈，用四君、当归、芍药而后靥。（《保婴撮要·卷二十》）

一小儿痘赤壮热，咳嗽痰甚，烦热作渴，用人参清膈散一剂，诸症顿退，日用芹菜汁，旬余而靥。（《保婴撮要·卷十九》）

一小儿痘赤作痒，脉弦，按之则数。此乃肝火血燥生风，先用柴胡麦门冬散加蝉蜕而痒止，又用托里散而痂脱。后仍痒痕，用八珍汤倍加参芪而愈。（《保婴撮要·卷十八》）

一小儿痘稠密色赤。先君以为热毒，用东垣消毒散一剂，初出者顿起，后出者悉没，再剂如期而靥。（《保婴撮要·卷十九》）

一小儿痘出，自汗发搐流涎。此木火侮土，先用五味异功散加钩藤钩，诸症顿减，次以五味异功散加柴胡而安。（《保婴撮要·卷十九》）

一小儿痘出不快，色欠红活。此血气虚弱，用参芪四圣散，出而色赤，再剂色红活起皮，又用透肌散而靥。（《保婴撮要·卷十七》）

一小儿痘出气喘，大便秘结，手足并热，作渴饮冷，用前胡枳壳散而安，但饮食少，面白。此邪气去而真气虚也，用补中益气汤、五味异功散而愈。（《保婴撮要·卷十九》）

一小儿痘出甚密，呕逆饮冷，手足并热。此胃经热甚，先用葛根麦门冬散，一剂热症顿退，又用泻黄散末一钱，用米饭调服而安，用白术散而痊。（《保婴撮要·卷十九》）

一小儿痘出甚密，先四肢患毒，脓溃而愈，后口患疮，延蚀牙龈，余先用大芜荑汤、活命饮各一剂，又用蟾蜍丸、人中白散而安。（《保婴撮要·卷十八》）

一小儿痘出甚密，先四肢患肿，余谓脾经热毒，用活命饮之类而愈。（《保婴撮要·卷十八》）

一小儿痘出自汗，面赤作渴，手足并热，大便干黄。此肠胃皆热，用泻黄散末，一服诸症顿退，又用托里散、异功散加山栀、麦门冬而痊。（《保婴撮要·卷十九》）

一小儿痘初出，忽吐泻，饮乳不歇。属脾胃虚弱，用人参白

术散，作大剂，母子并服。又用五味异功散为末，时以乳调服，吐泻止而瘥。(《保婴撮要·卷十九》)

一小儿痘初出密痛，用东垣救苦汤，痛顿止，又用四圣散而发，用犀角消毒散而愈。(《保婴撮要·卷十九》)

一小儿痘疮，遍身作痛，用东垣消毒散而痛愈，用紫草快癍汤而脓贯，用托里散而愈。(《保婴撮要·卷二十》)

一小儿痘疮，大便利而小便秘，腹胀作喘，手足并冷。此脾气虚也，先用葶苈、木香一剂，又用五味异功散加木香二剂而愈。后腹胀不食，口角流涎，仍用五味异功散而痊。(《保婴撮要·卷十七》)

一小儿痘疮，腹胀泄泻，饮食不化。此脾肾气虚，用人参白术散、豆蔻丸而愈。(《保婴撮要·卷十七》)

一小儿痘疮，寒战咬牙，内热作渴，形气倦怠，虽起发而欠红活。此阳气虚弱也，用参芪四圣散而结痂。忽作泻发热，此脾气虚也，用人参白术散、参芪内托散而瘥。(《保婴撮要·卷十七》)

一小儿痘疮，目赤肿痛。此肝火为患，用柴胡麦门冬散、谷精散而愈。(《保婴撮要·卷十八》)

一小儿痘疮，如期而愈，痕赤如赭。余谓：此乳母有热也。诊之果有肝脾郁火。先用加味逍遥散四剂与母服之，子各饮少许，而并愈。(《保婴撮要·卷二十》)

一小儿痘疮，十二日患咳嗽唾痰，胸中隐痛，肺脉数滑。余曰：此兼患肺痈也，当用桔梗汤。不信，翌日果吐脓血，用桔梗汤而愈。(《保婴撮要·卷十九》)

一小儿痘疮，涕唾稠黏，鼻塞不利。此风邪所伤肺，用参苏散一剂稍愈，又用惺惺散而痊。(《保婴撮要·卷十七》)

一小儿痘疮，咬牙面黄饮汤。此阳气虚弱也，用五味异功散加木香而愈。后仍咬牙面赤作渴，至夜为甚。此脾肾阴虚也，用地黄丸、大补汤而愈。（《保婴撮要·卷十七》）

一小儿痘疮，作渴腹胀，小便不利。此邪气壅滞也，用木通芍药汤一剂，诸症稍愈，用参芪四圣散，其浆渐贯；用参芪内托散，结靥而愈。（《保婴撮要·卷十七》）

一小儿痘疮，作渴饮冷，痰涎不利。此上焦热毒所致，先君用人参清膈散、犀角地黄汤各一剂，热退痰清；又用四圣散浆而痘起浆贯，用参芪四圣散浆回痂脱。（《保婴撮要·卷十七》）

一小儿痘疮发热作渴，此痘出未尽，脾胃虚而热也，用人参麦门冬散一剂，痘复出而热渴止，用人参白术散而饮食进，用参芪四圣散而浆溃，用托里散而疮靥。（《保婴撮要·卷十七》）

一小儿痘疮发热作渴，腹胀寒战咬牙，饮冰雪而不知寒，悉似火症，但两足并冷。此阳气虚寒也，先用十二味异功散一剂，随用五味异功散加姜、桂渐愈，乃去桂，又二剂而痊。（《保婴撮要·卷十七》）

一小儿痘疮发热作渴，㿠赤胀痛，大便秘结。此热毒在内，先用清凉饮一剂，诸症稍退；又用鼠粘子汤一剂，诸症全退；再用紫草快癍汤而贯脓，更用消毒饮而痘靥。（《保婴撮要·卷十七》）

一小儿痘疮红活㿠痛，作渴饮冷，手足并热。余谓：此痘属形病俱实，非清热解毒不能杀其势，当用活命饮、化癍汤。不信，另服鼠粘子汤，痘㿠胀大，其色如赭。先用前药二剂，肿痛悉止，乃用鼠粘子汤而愈。（《保婴撮要·卷二十》）

一小儿痘疮将愈，腹胀，手足或冷或热。此阳气虚寒也，先用十二味异功散，手足不冷，此阳气渐复也，乃用五味异功散加木香而愈。（《保婴撮要·卷十七》）

一小儿痘疮将愈，忽腹胀泄泻，侵晨为甚，饮食不化。余谓脾胃虚弱，朝用人参白术散，夕用二神丸而泻止，又用参芪内托散兼托里散而后靥。（《保婴撮要·卷十七》）

一小儿痘疮将愈，侵晨泄泻，饮食不化。余以为肾泻，朝用补中益气汤，夕用二神丸而愈。（《保婴撮要·卷十七》）

一小儿痘疮甚密，身侧尤甚，贯脓不满，不红活，或云当殁于十二日。余以为气血虚弱，用八珍汤加糯米百粒数剂，至十五日而愈。（《保婴撮要·卷十九》）

一小儿痘疮痛甚，脉有力。此邪气实也，用活命饮末二钱，痛止起发，又用东垣消毒散而居。（《保婴撮要·卷二十》）

一小儿痘疮焮痛，服鼠粘子汤之类，患痘疔三枚甚苦，用隔蒜灸，服活命饮，痛止贯脓，又用东垣消毒散而靥。（《保婴撮要·卷二十》）

一小儿痘疮愈后泄泻，饮食不化。此脾肾气虚，用六君、补骨脂、肉豆蔻泻止，用参芪四圣散接补元气而痊。（《保婴撮要·卷十七》）

一小儿痘疮作痛，色赤饮冷。此热毒炽盛也，用活命饮末二服痛止，用东垣消毒散一服，诸症悉退而瘥。若非此药，必作疔毒之类。（《保婴撮要·卷二十》）

一小儿痘疮作痒，服祛风药，遍身皆痒，脓水淋漓，口噤发搐，而面色㿠白。此气血俱虚，余用大补汤、参芪四圣散而愈。（《保婴撮要·卷十八》）

一小儿痘疮作痒色赤，心肝二脉数而弱。此风热相搏而血热也，用四物、黄连、柴胡、丹皮而痒止，用八珍汤、当归补血汤而疮愈。（《保婴撮要·卷十八》）

一小儿痘毒，敷寒凉药内溃不愈，清脓甚多。此元气虚也，

朝用益气汤，夕用八珍汤，各五十余剂，佐以豆豉饼而愈。(《保婴撮要·卷十八》)

一小儿痘毒，溃而肿不消，烦躁作渴，小便如淋，手数寻空。此肝脾虚热也，用八珍汤、加减八味丸料各二剂而安，又用大补汤而愈。(《保婴撮要·卷十八》)

一小儿痘毒，腿膝肿。此脾肾虚而毒流注也，用如圣饼及活命饮四剂，肿痛顿减，再用益气汤、地黄丸而痊。(《保婴撮要·卷十八》)

一小儿痘毒蚀陷，敷雄黄散，服加味解毒散而愈。(《保婴撮要·卷十八》)

一小儿痘根赤色，寒热作痛。此肝经有热也，先用加味小柴胡汤二剂，诸症渐退；又用加味逍遥散，三剂而贯脓；末用八珍汤而愈。(《保婴撮要·卷二十》)

一小儿痘痕白色，时或作痒。先君谓：气血俱虚。不信，反服解毒之药，后变慢脾风而殁。(《保婴撮要·卷二十》)

一小儿痘痕色白，时痛时痒，作渴饮汤，大便稀溏。此脾胃虚热也，用五味异功散加当归、黄芪而痊。(《保婴撮要·卷二十》)

一小儿痘痕色白，作痒发热，大便不实，诸药不应，余用五味异功散，每剂用人参一两，四剂之后，其热稍退，仍用前药，兼服四神丸而愈。(《保婴撮要·卷二十》)

一小儿痘痕色赤，大便不利，小便赤涩，作渴饮冷。此上焦实热也，先君用泻黄散，一剂顿愈，又用《圣济》犀角地黄汤及芹菜汁而痊。(《保婴撮要·卷二十》)

一小儿痘痕色赤作痛，热渴喜冷，大便不利，先用前胡枳壳散，便利渴止，再用《圣济》犀角地黄汤而安，又用芹菜汁而靥。

（《保婴撮要·卷二十》）

一小儿痘红活，寅卯时潮热作渴。此肝经风热症，用柴胡栀子散末，三服热止浆贯，又用八珍汤、山栀、丹皮而后。（《保婴撮要·卷十九》）

一小儿痘将贯脓，烦躁面赤，脉数大而虚。此气血虚也，先用参芪四圣散，又用当归补血汤而愈。（《保婴撮要·卷二十》）

一小儿痘密，身痛如刺，用活命饮一剂，其痛即止，又用犀角消毒散而愈。（《保婴撮要·卷十九》）

一小儿痘密而痛，用东垣救苦汤一剂，痛顿止，用紫草木通汤而愈。（《保婴撮要·卷十九》）

一小儿痘四日，腹胀泻渴，气促体倦。此脾气虚也，用人参白术散加木香煎送四神丸一服，诸症顿止。但脓迟作渴，此表里血气俱虚，用参芪四圣散、大补汤而愈。（《保婴撮要·卷十七》）

一小儿痘痛不止，色淡欲陷。此痛伤元气也，先用仙方活命饮一剂而痛止，用八珍汤而后。（《保婴撮要·卷二十》）

一小儿痘痛赤色，吐血发热。此胃经热毒也，先用《圣济》犀角地黄汤，诸症渐愈，又用五味异功散而痊。（《保婴撮要·卷二十》）

一小儿痘未出透，遍身作痛。此热毒郁滞而未尽，发于外也，先用活命饮，一剂而痛愈，用参芪四圣散而结靥。（《保婴撮要·卷二十》）

一小儿痘未发，遍身作痛。余谓热毒势盛，先用仙方活命饮一剂，痛缓痘出，用东垣消毒散一剂，末用四圣散而靥。（《保婴撮要·卷二十》）

一小儿痘焮痛出血，诊其母有肝火，用小柴胡汤加山栀、生地，母子服之顿愈，又用加味逍遥散而痊。（《保婴撮要·卷

二十》）

一小儿痘疹，便血倦怠，作渴饮汤。余谓：倦怠便血，脾虚下陷也；少食作渴，津液枯涸也。用五味异功散加紫草而愈。（《保婴撮要·卷二十》）

一小儿痘症，肢体作痛，发热恶寒。此气虚而寒邪客于表也，用人参羌活散而表解，用参芪四圣散而起发，用参芪内托散而脓溃。（《保婴撮要·卷二十》）

一小儿痘症狂喘，热渴饮冷，痰涎不利，先君用十六味清膈饮、犀角地黄汤而痊。（《保婴撮要·卷十八》）

一小儿痘紫发热，小便不利，手足发热。此肺经有热，用人参清肺饮，小便随利，又用犀角地黄汤而靥。（《保婴撮要·卷十八》）

一小儿痘紫作渴，手足并冷。余谓胃经有热，用竹叶石膏汤一剂，诸症顿退而愈，用人参白术散而痊。（《保婴撮要·卷十八》）

一小儿痘紫作痛，又顶欲陷，发热饮冷，作渴痰喘，大便秘结。此肺胃有热，用十六味清膈散一剂，诸症顿减，又用葛根麦门冬散一剂而愈。（《保婴撮要·卷十八》）

一小儿发热痘出身凉，根颗红活。余谓表里血气皆实，而不用药，后果然。凡三四日前先发热而痘出，或热一次凉一次而痘出者，毒势轻也，皆不必用药。其血气实而托里，血气虚而宜毒者，多致有误。（《保婴撮要·卷十七》）

一小儿腹胀发热，密而根颗不明，色不红活，浆不满。先君谓脾气虚而毒未尽也，用参芪四圣散，痘果复出，热止，红活分明，又用参芪内托散而靥。（《保婴撮要·卷十七》）

一小儿腹胀作渴，发热成片。先君谓脾气虚弱，痘毒未尽，

用参芪四圣散二剂，先出者贯浆，后出者秽气而愈。（《保婴撮要·卷十七》）

一小儿贯脓之际，烦躁不宁，肝脾脉数，用《圣济》犀角地黄汤，一剂稍止，用八珍汤加牡丹皮而止，又二剂浆渐贯，却用内托散，倍用参、芪、归、术而靥。（《保婴撮要·卷二十》）

一小儿患此（指患水痘当发散而不发散，毒气闭塞，喘促闷乱。编者注），发热作渴，手足并冷。此脾经热毒，先用泻黄散五分，又用七味白术散而愈。（《保婴撮要·卷十九》）

一小儿患此（指患水痘当发散而不发散，毒气闭塞，喘促闷乱。编者注），发热作渴，体倦头痛，人迎脉大于寸口二三倍。此风邪外伤，用补中益气汤加川芎、蔓荆子而自靥。（《保婴撮要·卷十九》）

一小儿患此（指患水痘当发散而不发散，毒气闭塞，喘促闷乱。编者注），或痒或痛，发热口渴，先用白术散，次用补中汤而愈。（《保婴撮要·卷十九》）

一小儿患此（指患水痘当发散而不发散，毒气闭塞，喘促闷乱。编者注），口舌生疮，手足并冷。余谓：此中气虚而内热耳，用五味异功散。议论不一，犹豫未服。翌日，腹痛口噤，余用前药，更加干姜，一剂诸症稍缓，再剂而愈。（《保婴撮要·卷十九》）

一小儿患此（指患水痘当发散而不发散，毒气闭塞，喘促闷乱。编者注），体倦恶寒。此脾胃气虚也，用补中益气汤，数剂而愈。后因饮食停滞，发热而痘痕复赤，先用陈皮、参、术、神曲、山楂消食，仍用补中益气汤，调补脾胃而愈。若误用败毒之剂，决不起矣。（《保婴撮要·卷十九》）

一小儿患此（指患水痘当发散而不发散，毒气闭塞，喘促闷乱。编者注）作痛，喜饮热汤，发热恶寒，手足并冷。余谓：此中气虚而外假热也。用补中益气汤加参、芪各三钱，四剂而愈。（《保婴撮要·卷十九》）

一小儿患此（指水痘，编者注），腹痛烦渴，面赤咳嗽痰涎。用升麻汤一剂，遍身如锦，用化癍汤一剂而安，又用人参麦门冬散而愈。（《保婴撮要·卷十八》）

一小儿患此（指水痘，编者注），寒热干呕，先用小柴胡汤加生地黄而寒热止，用解毒汤而发，用生料四物汤而痊愈。（《保婴撮要·卷十八》）

一小儿患此（指水痘，编者注），身痛发热烦躁。此风邪搏于表也，用玄参升麻汤，诸症顿解。但倦怠发搐，此脾虚为肝所侮也，用和肝补脾汤而安。（《保婴撮要·卷十八》）

一小儿患此（指水痘，编者注），五日不消，发热烦躁，右关脉洪数而有力。此胃经实热，先用化癍汤一剂，又用参滑散而愈。（《保婴撮要·卷十八》）

一小儿患此（指水痘，编者注），诊乳母有郁火，用加味逍遥散、加味归脾汤而痊。同时患是痘而用杂药者，俱致不救。（《保婴撮要·卷二十》）

一小儿患痘疔，遍身焮如丹毒，内紫色者三枚。用活命饮、隔蒜灸，其势渐退；又用活命饮末二钱，浆渐贯；更用四圣散、犀角消毒散而愈。（《保婴撮要·卷十八》）

一小儿患痘疔，挑出毒血，服活命饮而痘愈。但疔处或痒或痛，用活命饮、隔蒜灸而愈。用参芪四圣散而靥。（《保婴撮要·卷十八》）

一小儿患前症（指痘根赤痛，发热作渴。编者注），大便不利，小便赤涩，作渴饮冷。先君谓肠胃实热，先用凉膈散，一剂

渐愈，又用犀角地黄汤、芹菜汁而痊。（《保婴撮要·卷二十》）

一小儿患之（指水痘当发散而不发散，毒气闭塞，喘促闷乱。编者注），多在两胁，时发寒热。此肝经之症，用加味逍遥散而寒热退，又二剂而胁痛止，及立效散而痊。（《保婴撮要·卷十九》）

一小儿患之（指患水痘当发散而不发散，毒气闭塞，喘促闷乱。编者注），发热作渴，面目多白，尺脉数而无力。此禀足三阴虚也，用地黄丸、补中汤寻愈。（《保婴撮要·卷十九》）

一小儿患之（指患水痘当发散而不发散，毒气闭塞，喘促闷乱。编者注），作渴发热，额间为甚。此心经有热，先用导赤散，母服渐愈，又用柴胡栀子散，敷三黄散而痊。（《保婴撮要·卷十九》）

一小儿患之（指水痘，编者注），发热作渴，遍身作痛，大小便干涩。此热毒郁滞于内，用葛根麦冬汤一剂顿安，又用解毒汤而愈。（《保婴撮要·卷十八》）

一小儿将愈而倒靥（指痘疮倒陷，真气虚，毒气不能尽出。编者注），咬牙寒战，手足并冷，饮沸汤而不知热，用十二味异功散，一剂诸症顿退，却用五味异功散，倍用参术，数剂而愈。（《保婴撮要·卷十九》）

一小儿九岁，痘色白，手足冷。此脾胃虚弱，用六君子汤加木香、当归、紫草四剂，又用参芪四圣散加参、芪各三钱而靥。至十七日发热烦渴，脉洪大而虚，用八珍汤而愈。（《保婴撮要·卷十七》）

一小儿面色常白，目睛多白，时常腰痛，两足时热，冬不衣绵，年九岁。先君谓禀肾虚，令每日服地黄丸。至十岁，出痘腰痛，发渴面赤饮冷，用地黄丸，每剂加肉桂半钱，煎与恣饮。数剂之后，热渴顿止，腰痛顿愈。却去肉桂，仍与服之，至五十余

剂而靥。(《保婴撮要·卷二十》)

一小儿口干作渴，脉浮而数。此血气虚而有热也，用参芪四圣散加蝉蜕而痒止，用托里散加蝉蜕而脓贯。又用托里散将靥，忽发热作渴而痒。此血虚也，用八珍汤、当归补血汤而愈。(《保婴撮要·卷十八》)

一小儿脸患之（指痘疹，编者注）作痛，用仙方活命饮，又敷雄黄散、大芜荑汤而愈。(《保婴撮要·卷十八》)

一小儿面色素白，出痘咽痛，发热面赤，作渴饮汤，手足指冷。此禀足三阴虚也，用大剂加减八味丸料，煎与恣饮，又以益气汤助其脾胃，以滋化源，痛止热退而愈。(《保婴撮要·卷十八》)

一小儿脓不贯，兼寒战咬牙腹胀。属脾胃虚弱，用四君、肉桂、归、芪、肉豆蔻，又用参芪四圣散而痊，后用托里散、四君子汤而靥。(《保婴撮要·卷十七》)

一小儿色淡白痒塌（指痘疹，编者注），此脾肺气虚血弱也，用紫草快癍汤，参、术各三钱，二剂稍应；又二剂，红活起发；又用托里散，参、术各三钱，贯脓而愈。(《保婴撮要·卷十七》)

一小儿善食作渴，腹痛便秘，痘痕赤色，先用加味四物汤而愈。后仍痛恶食，此脾胃受伤，用白术散而痊。(《保婴撮要·卷二十》)

一小儿十二岁，出痘不靥，腹胀泄泻不食，手足并冷。先君谓脾气虚寒，用十一味木香散一剂，诸症顿愈。再剂不时索食，但恶寒，此脾气犹虚也，用五味异功散加木香及六君子汤而痂脱。(《保婴撮要·卷十七》)

一小儿十三岁，眼睛多白，或时面赤，常患颈痛，尺脉洪数，先君谓禀肾气虚，用地黄丸料，煎服而愈。至十五岁出痘，先君云须多服前药，仍用地黄丸、益气汤，更加倦怠。乃以地黄丸大剂，煎与恣饮，又用大剂八珍汤，痘渐出如式。恪服前药，至期岁，二药计十七斤余而愈。先君每见婴儿白睛多，面色白，或色赤，令其预补脾肾，以防出痘，但信者少耳。（《保婴撮要·卷二十》）

一小儿十四岁，出痘色黯，两足及腰热痛，便秘咽干，口渴引饮。先君谓禀肾不足，用加减八味丸料作大剂，煎与恣饮，至二斤诸症悉退。又佐以益气汤及八珍汤，各十余剂而痊。（《保婴撮要·卷十七》）

一小儿十四岁，痘将愈忽寒战，手足并冷，脉微细而不及两寸。乃脾气虚热，用五味异功散、独参汤、十全大补汤而愈。（《保婴撮要·卷十七》）

一小儿十四岁，面色忽赤忽黑，出痘寒战咬牙，作渴烦热，喜饮热汤。此阳气虚寒也，用十全大补汤，烦渴顿止。乃以八珍倍加参、芪，至脓贯又作渴面赤，此脓成而血气虚也。用当归补血汤、八珍汤而靥。至月余面赤烦渴，或时昏愦，痘痕如赭，或时作痒，脉洪大，按之如无，此血脱也，用大剂当归补血汤而安。（《保婴撮要·卷十七》）

一小儿十一岁，出痘第九日吐逆不食，手足并冷。此阳气虚寒之极也，用十二味异功散，一剂顿愈，用五味异功散而安，用参芪四圣散而靥。（《保婴撮要·卷十九》）

一小儿痰喘，痘赤作痛，热渴喜饮冷水，大便不利。此胃经实热，先用前胡枳壳散，诸症渐退，又用犀角地黄汤而后。（《保婴撮要·卷十九》）

一小儿吐逆腹胀，发热作渴，大便干臭。此因肠胃实热，用竹茹汤加黄连、枳壳，诸症稍退，用紫草快癍汤，疮势顿发，如

期而靥。(《保婴撮要·卷十九》)

一小儿吐逆作渴，手足并热。此胃经有热也，用竹茹汤而热稍止，用人参胃苓汤而吐亦止，用化毒汤而贯脓，四圣散而结靥。(《保婴撮要·卷十九》)

一小儿吐逆作泻，腹胀烦渴，痘出不快，手指微冷，用七味白术散，而诸症退，用四圣散而诸痘出，用人参蝉蜕散而诸痘靥。(《保婴撮要·卷十九》)

一小儿腿内侧患之（指痘疮，编者注），痛甚作渴，大便不通，小腹作胀。此表里俱有毒未尽，用活命饮加硝黄一服，诸症顿退，却去硝黄，再剂而痊。(《保婴撮要·卷十八》)

一小儿臀间痘毒蚀烂，恪敷雄黄散益甚。余谓兼肝脾疳也，先用大芜荑汤、活命饮各二剂，又用九味芦荟丸为主，以五味异功散为佐，月余诸症渐愈。(《保婴撮要·卷十八》)

一小儿先潮热，午前甚，面青痘赤，出而热不止，或时发搐，手足不热不冷。此阳明胃经症，为肝木所侮。先用补中益气汤加钩藤钩，四剂而热止，痘色红活。乃去钩藤钩，又四剂而贯浆，又用八珍汤而痊。(《保婴撮要·卷十九》)

一小儿咽痛壮热，痘痕色赤，手微热，此余毒未解，用柴胡麦冬散而安。七日之后复捏手指，初捏似热，久捏则冷，此脾气虚也，用五味异功散而痊。(《保婴撮要·卷十八》)

一小儿咬牙，作渴饮冷，大便微秘，寒战痘赤，多在身侧。此属胆经虚热也，用小柴胡汤、柴胡麦门冬散各一剂，又用加味四物汤而痊。(《保婴撮要·卷十七》)

一小儿因乳母食膏粱之味，痘痕色赤，用清胃散治其母，而儿自愈。(《保婴撮要·卷二十》)

一小儿仲冬出痘，呻吟烦躁，焮痛作渴，音哑便实。先君谓心肺实热之症，令急与水饮之。遂恣啜始定，大便稍和，更食梨子数枚得生。夫梨者利也，能令人作渴，今食之而安，乃内有实热而应用也。（《保婴撮要·卷二十》）

一小儿左胁近腹患之（指痘疮，编者注），甚痛，恶寒发热，肢体亦痛。此余毒痕兼外邪也，用活命饮加麻黄一服，外邪悉退，疮毒亦减，乃用前剂去麻黄及圣愈汤而痊。（《保婴撮要·卷十八》）

一小儿痘疮赤痛，烦热作渴，或便血衄血，先君用犀角地黄汤而血止，又用紫草快㿠汤而痛愈。后疮痕色白，用四君、黄芪、当归而痊。（《保婴撮要·卷二十》）

一小儿痘疮红活，便不时作痒，口渴便血面赤。先君谓肠胃有热，用《圣济》犀角地黄汤加柴胡一剂，诸症渐退，用四君加当归、红花而愈。（《保婴撮要·卷二十》）

一小儿痘疮红活起发，因饮食过多，吐泻腰痛，唇面青色，手足并冷。此脾胃虚寒而受克也，先君用六君、姜、桂一剂，前病不退，痘色欠赤。再剂加附子二分，诸症顿退。翌日，用参芪四圣散，二剂将愈，更用八珍汤，内参、芪各五钱，四剂而靥。（《保婴撮要·卷二十》）

一小儿痘疮七日，变灰白色，手足并冷，腹痛泻渴。先君谓：阳气虚寒，用十二味异功散。不信，已而饮沸汤不知热，始投前药二剂，阳气顿复，却用独参汤、参芪四圣散而愈。（《保婴撮要·卷十七》）

一小儿痘疮下血，且不起发。先君谓气血不足，用紫草快㿠汤加参、芪、归、术，血顿止，疮顿起，用八珍汤而愈。（《保婴撮要·卷二十》）

一小儿痘疮下血，小便赤色，疮色如蜡，发热饮冷，二便不

利。先君谓心小肠实热，用八正散，及饮芹菜汁而痊。(《保婴撮要·卷二十》)

一小儿痘内有疔数枚，虽挑出毒血，余毒不解，先君用仙方活命饮一剂，徐徐灌之，毒解浆贯而愈。(《保婴撮要·卷十八》)

一小儿痘疮，狂喘躁热，作渴饮冷，痰涎不利。先君谓热毒壅滞，用人参清膈散、犀角地黄汤，各一剂顿愈，又用当归补血汤而愈。(《保婴撮要·卷十九》)

一小儿十三岁，痘疮稠密而痛，脉洪数而有力，先君用仙方活命饮二剂，先出者痛顿止，后出者隐于肉里。用东垣消毒散二剂，隐者悉消。又用活命饮一剂，脉静身安而痊。(《保婴撮要·卷十九》)

一小儿有疔二枚，诸痘焮赤作痒而不贯，先君以针挑破隔蒜灸，至五十余炷而贯，又十余壮而痛止。用活命饮末二钱，热血调服，出紫血；又二服，疔毒悉退，痘浆悉贯，更用犀角消毒散而愈。(《保婴撮要·卷十八》)

一小儿出痘，两目不开，先君谓肝经有热，用消毒化癍汤，母子服之而愈。(《保婴撮要·卷十八》)

一小儿（患水痘，编者注）兼呕，手足并冷。余谓：脾气虚寒。欲用十二味异功散。不信，另用杂药而殁。(《保婴撮要·卷十九》)

一小儿出痘，面色青，手足冷。此寒水侮土，非十二味异功散不能救。不信，乃服疏通之药，殁而遍身皆青，悔无及矣。(《保婴撮要·卷二十》)

一小儿痘疮热痛，服败毒药，四肢患痘痛，寒热发渴。余谓：当补元气。不信，果殁。(《保婴撮要·卷二十》)

一小儿痘痕色白，服克伐之剂，致泻不止。余谓：此脾气下

陷也。不信，果殁，遍身如白敷粉，信气虚矣。（《保婴撮要·卷二十》）

一小儿痘浆不满，面赤作痒。余谓：血气虚而有热。欲与温补。不信，服清热之药，至十三日，疮痕色赤，烦渴，腹胀不食，手足逆冷而殁。（《保婴撮要·卷十九》）

一小儿患此（指痘疮，编者注），面肿，肉色如故，脉浮而大，按之微细。余谓：此元气虚而邪从之也，当补元气为善。不信，乃服犀角丸、化毒丸而殁。（《保婴撮要·卷十八》）

一小儿患此（指水痘，编者注），恶寒发热，或痒或痛，或白或赤。余谓：气血俱虚。不悟，反降火祛风，发痉而死。（《保婴撮要·卷二十》）

◆ 热毒疮疡

一小儿缺盆患之（指热毒疮疡，编者注），内外敷服败毒之药，发热肿痛，按之则软。此脓内溃也，喜其右腮白，左腮黄，乃脾胃相生，其病易愈。遂针出脓，用托里散而愈。（《保婴撮要·卷十一》）

一小儿十二岁，胸前患此（指热毒疮疡，编者注），肿焮作痛，外敷铁箍散，内服犀角丸，腹中寒痛。验之脓已成，先用五味异功散，再用托里消毒散，脓自出，却用托里散而愈。（《保婴撮要·卷十一》）

一小儿胸患疮，作痛发热，大小便秘。此邪在里也，先用大连翘饮一服，热痛顿止，更以五味异功散加升麻、白芷而愈。（《保婴撮要·卷十五》）

一小儿患之（指热毒疮疡，编者注），余谓肝脾气滞，不信，用铁箍散、犀角丸，而呕吐少食，手足并冷。此脾胃复伤也，子

用五味异功散加木香，母用加味逍遥散、加味归脾汤而消。（《保婴撮要·卷十一》）

一小儿患之（指热毒疮疡，编者注），肿焮，敷服败毒之药，肿益甚，更作呕，视其寅关脉青赤。此肝经风热之毒，中气复伤而然也。用五味异功散加柴胡、升麻，再用补中益气汤加白芷、桔梗而愈。（《保婴撮要·卷十一》）

一小儿头面患之（指热毒疮疡，编者注），服清胃之药，肿痛益甚。余谓毒气炽盛，此瘀血不散也，用仙方活命饮，二剂而愈。后因伤食，朝寒暮热，头面仍患之，服降火之剂，口舌赤肿，手足并冷。余谓胃气复伤而虚寒也，用五味异功散而愈。（《保婴撮要·卷十一》）

史少参孙……丁酉正月初旬，颈患热毒，脓出贴药，忽暴风启户，即时发热，翌日，头面黯肿如斗，两耳厚寸许。此风邪上攻，血得热而沸腾也，急砭两额，出黑血三盏许。随用清热化毒汤，黯肿十退七八。翌日复砭，则血不甚黑矣，仍以前药去牛蒡子加熟地黄而愈。此症若不行砭法，或作破伤风治，必死。（《保婴撮要·卷十一》）

一小儿项间患毒，脓成未溃，欲急刺之，不从，至胀痛始针出脓，用托里散而安。若及时用针，不用药亦可也。（《保婴撮要·卷十五》）

一小儿项间患毒，脓内溃胀痛。此脾肺气虚，而不能外溃也。用大补汤四剂，针之，清脓滴沥，发热恶寒，用独参汤四剂。脓涌泄，乃用大补汤、托里散而愈。东垣先生云：气血壮实，脓自涌出。信矣。（《保婴撮要·卷十五》）

二三岁小儿，臂患毒焮痛，服解毒丸及搽神功散而消。尝治便秘或烦躁，服五福化毒丹亦效。若脓成者，急刺去，用纸捻蘸麻油纴疮内，以膏药贴之。若儿安静，不必服药。候有脓，取去，仍用纴贴。有小儿疮毒不愈，或愈而复发，皆因母食炙煿辛辣，或有热症，宜先治母热。就于母药中，加漏芦煎服，儿疮亦愈。若小儿自患前症，不能饮药者，将药加漏芦，令母服之，其疮亦愈。（《外科心法·卷六》）

一小儿臂患毒，漫肿微痛，敷铁箍散，时欲呕吐，胸腹痞满，手足并冷。此脾气虚寒也，症属半阴半阳，铁箍散乃纯阳之药，非其所宜，遂敷冲和膏，服六君、干姜而消。盖小儿元气易实易虚，用寒药敷贴，逼毒入脏，而不能救者多矣。（《保婴撮要·卷十一》）

一小儿臂外侧患毒，此属肺经部分。先用神效解毒散加桔梗二剂，肿痛顿减；次用托里消毒散而脓溃将愈。因母食炙煿之味，患处复肿，兼发热咳嗽，子服泻白散，母服清胃散而痊。（《保婴撮要·卷十三》）

◆ 眉间生疮

一小儿患此（指小儿两眉间生疮，编者注），服化毒丹，乳食不纳，手足俱冷。此伤胃气，用五味异功散与母服，儿亦时服三五滴，母又服加味逍遥散加龙胆草、漏芦，儿症渐愈。（《保婴撮要·卷十二》）

一小儿患此（指小儿两眉间生疮，编者注），先延两胁，后及遍身。此肝火乘脾也，诊乳母亦有肝火，先用加味逍遥散加炒黄连数剂，却去黄连，又二十余剂而痊。（《保婴撮要·卷十二》）

一小儿患前症（指小儿两眉间生疮，编者注），用柴胡清肝散，母子服之而愈。后因母不戒膏粱厚味，复发延及遍身，脓水淋漓，先用清胃散，次用柴胡栀子散，与母服，子用清金散、牛

黄解毒丸而愈。(《保婴撮要·卷十二》)

一小儿患之（指小儿两眉间生疮，编者注），乳母恼怒，其疮益甚，眉棱抽动，不经意，延及遍身，乳母甚怒，儿面色赤，惊悸咬牙，兼之发搐。此由心肝二经风热所致也，用加味小柴胡汤、加味逍遥散而愈。(《保婴撮要·卷十二》)

一小儿眉间作痒，破而成疮，延及遍身，两胁为甚，用四味肥儿丸、立效散，母服柴胡栀子散、加味逍遥散而愈。(《保婴撮要·卷十二》)

一小儿嗜膏粱厚味患之（指小儿两眉间生疮，编者注），渐及肢体，两眉为甚，脓水淋漓，寒热往来，内用清胃散、加味小柴胡汤，外敷立效散而愈。后眉间复发，两目连札，小便白浊，将成肝疳，用四味肥儿丸、九味芦荟丸而愈。(《保婴撮要·卷十二》)

一小儿四岁，太阳连眉不时作痒，或生小疮。此属胆经风热也，先用地黄丸，次用柴胡栀子散，后专服地黄丸而愈。(《保婴撮要·卷十二》)

一小儿先眉间作痒，瘙即成疮，延及头面，敷立效散而愈。后因乳母怒气，复痒作诌不安。此肝胆二经之热也，儿用牛黄解毒丸，母用加味逍遥散而愈。(《保婴撮要·卷十二》)

一小儿因乳母不戒七情厚味患此（指胎毒疥疮，编者注），久不愈，母用清胃、逍遥二散，子用牛黄解毒丸，愈后儿食甘味，眉间生疮，痒痛目札，用四味肥儿丸为主，佐以加味逍遥散、清胃散而愈。(《保婴撮要·卷十二》)

◆头面疮

一小儿患前症（指头面疮，编者注），鼻准色黄，左腮色青，食少泄泻，服犀角丸，形体瘦弱，口渴饮汤，余用补中益气汤，健其脾气，佐以四味肥儿丸，消其腑毒而愈。（《保婴撮要·卷十二》）

一小儿患前症（指头面疮，编者注），痛痒不一，右腮鼻准皆赤，属胃经有热，审之果因母饮酒所致，先用清胃散，次用加味逍遥散治其母热，儿敷大枫膏而愈。（《保婴撮要·卷十二》）

一小儿久患前症（指头面疮，编者注），耳下结核。余曰：此脾疳毒也。久而不愈，则先用五味异功散加柴胡栀子散，清其肝火；后用四味肥儿丸，治其疳而愈。（《保婴撮要·卷十二》）

一小儿面常生疮，左颊赤肿，或睡中发搐，审其母素有郁怒，用加味逍遥散、加味归脾汤，母子俱服而愈。（《保婴撮要·卷十二》）

一小儿面疮，敷寒凉之药，患处坚实，头面俱肿。此脾胃受寒，血气凝滞，而不能行耳。先用冲和汤、阴阳散，患处和软，次用托里消毒散，坚硬顿消，又用托里散，疮溃而愈。（《保婴撮要·卷十五》）

一小儿面患疮，焮肿，发热恶寒。此邪在表也，先用荆防败毒散解其表邪，次用七味白术散固其胃气而愈。（《保婴撮要·卷十五》）

一小儿面患疮作呕，手足并冷，面赤作痛。此胃经热毒所致，先用仙方活命饮而痛止，又用清热消毒散而疮愈。（《保婴撮要·卷十五》）

一小儿面上患疮，色赤作痛，发热饮冷，脾肺脉数而有力，用仙方活命饮二剂，疮口出水，沿及遍身，似大麻风症，仍以前饮及清热消毒散而愈。（《保婴撮要·卷十二》）

一小儿面上患疮，头忽赤肿，口噤不语。此胃经热炽也，用

活命饮，酒调二服，稍缓；又酒煎一服，赤肿渐退；后用解毒散而痊。(《保婴撮要·卷十二》)

一小儿面生疮，作渴饮汤，服败毒散之药，致吐不食，手足并冷。余谓脾胃气虚复伤，而变症虚寒也，先用益黄散而逆症退，用异功散而疮症愈。(《保婴撮要·卷十二》)

一小儿素食炙煿……又停食，服巴豆之药，口舌赤烂，头面生疮，此胃气复伤而内热也，用人参安胃散而愈。(《保婴撮要·卷十一》)

一小儿头疮出血，睡中发搔，审其母素有郁怒发热，用加味逍遥散、加味归脾汤，母服之而子自愈。(《保婴撮要·卷十五》)

一小儿头患疮，小便不利，胸满少食。此脾肺气虚也，先用益气汤，饮食顿进；又用八珍汤加五味子，小便顿利；末用托里散而痊。(《保婴撮要·卷十五》)

一小儿头面患之（头面疮，编者注），肿痛焮作。属胃经热毒，先用仙方活命饮末，次用清胃散而痊。(《保婴撮要·卷十一》)

一小儿头面生疮，出血作痛，发热饮冷。此胃经热甚而血妄行也，先用仙方活命饮，诸症顿愈；又用清热消毒散，疮口渐敛。(《保婴撮要·卷十五》)

一小儿头面生疮出血，右腮赤色，口干饮冷。此胃经有热，先用清胃散渐愈，又用加味解毒散而愈。(《保婴撮要·卷十五》)

一小儿头患疮如癞，或作痒结痂，或脓水淋漓二年矣，作渴饮冷，发热面赤。此禀心与小肠表里俱有热也，先用导赤散二服，却用活命饮、拔毒散渐愈；子又服牛黄散，母服逍遥散而愈。后因母食膏粱复发，用清胃散，母子服之，子又服活命饮而愈。(《保婴撮要·卷十二》)

一小儿因母食厚味，头面患疮，右腮赤色，久而不愈，用

清胃散治其母，以牛黄散治其子，浃旬而愈。（《保婴撮要·卷十二》）

一小儿因母郁怒患前症（指头面疮，编者注），兼发搐疾，鼻间左腮皆赤色，先用加味小柴胡汤二剂，次用加味归脾汤四剂，治其母热，儿亦少饮，并愈。（《保婴撮要·卷十二》）

一小儿左耳下连项赤肿作痛，此少阳胆经火症，用栀子清肝汤治其母，用活命饮治其子而痊。后复作，误服败毒散，溃而不敛，疮口色白，余用托里散而痊。（《保婴撮要·卷十八》）

◆ 腮肿

一小儿腮间肿痛，用铁箍散、败毒散之类，出脓，久不愈，面色㿠，足心热．口舌干。余谓：此禀肾水不足之虚症，当补肺金，滋肾水为主。不信，仍服前剂，脾土益虚，绝生气而殒。（《保婴撮要·卷十三》）

一小儿颏间赤色，作渴，目睛白多，面常生疮，睡而露睛。先君（指薛己父亲薛铠，下同。编者注）谓禀赋阴虚，用地黄丸、补中益气汤而愈，后出痘亦无虞。设不预为调补肾气，则出痘之危，其可保耶？（《保婴撮要·卷十二》）

一小儿酷嗜甘味，药饵惟甘者乃服，后患腮肿，余知其胃症也。经曰：酸能胜甘。当用酸味之药，遂以乌梅肉作丸，甘草末为衣，服至二两许，始恶甘味，腮肿渐消。（《保婴撮要·卷十三》）

一小儿腮颏常焮肿，服清热败毒之药，更口渴足热，面色微黑。余谓肾肝症，用六味地黄丸与子服，母服加味逍遥散而愈。后因别服伐肝之药，前症复作，寒热面青，小便频数。此肝火血燥耳，用柴胡栀子散以清肝，六味地黄丸以滋肾，遂痊。（《保婴撮要·卷十三》）

一小儿腮肿，肉色不变，大便不实。属胃经虚热，用五味异功散加升麻、柴胡而愈。又乳母饮酒兼怒，两腮赤肿，憎寒发热，用加味清胃散二剂，加味逍遥散一剂治其母，儿亦饮数滴而愈。（《保婴撮要·卷十三》）

一小儿颊肿，敷寒凉之药，色白肿硬，久而不愈。此胃气虚而邪凝滞也，用葱熨法以散寒邪，异功散以助元气，遂愈。若用攻毒之剂则误矣。（《保婴撮要·卷十三》）

一小儿腮患疮，作渴饮汤，饮食少思，服败毒散益甚。余谓此胃经虚热，先用七味白术散，次用五味异功散而渴止。后因母怒，两腮赤肿，作渴发热，用加味逍遥散治其母，儿患亦愈。（《保婴撮要·卷十三》）

一小儿腮间发热，手足并热，用清胃、泻黄二散而愈。后颏间肿痛，焮连耳内。余谓：此肾经所属之地。不信，杂用降火之药，耳出脓水，或痒或痛，稍加用心，即发热倦怠，两腿乏力。用补中益气汤及六味地黄丸稍愈。毕姻后，朝寒暮热，形气倦怠，足心发热，气喘唾痰，仍用前二药，佐以六君子汤而愈。后不守禁，恶寒发热，头晕唾痰。余谓：肾虚不能摄水而为痰，清气不能上升而头晕，阳气不能护守肌肤而寒热。遂用补中益气汤加蔓荆子、附子各一钱，不应。乃用人参一两，附子二钱，二剂而应，乃用十全大补汤百余剂而痊。（《保婴撮要·卷十三》）

一小儿腮肿痛，外敷铁箍散，内服寒凉药，日久坚硬，其色不变。夫药之寒凉者，外敷则气色凝滞，内服则脾胃有伤，故气血有亏，而肉不溃、色不赤也。用四君加柴胡、升麻、白芷、当归，外散寒邪，内补脾气，更用葱熨法，不数日脓溃而愈。（《保婴撮要·卷十三》）

一小儿十三岁，右颊患肿，作痛饮冷，脉沉实，重按则数，此积热在脏也，当疏通其内。不信，乃泛服杂药，兼敷寒凉，肿硬下颈内溃，复来请治，脉已无力矣。先用托里散二剂，针之，又二剂而脓始出，恶寒，少顷烦躁发热，作渴痰喘。此溃后变症，因气血虚故也，先用当归补血汤，二剂诸症顿止；又用异功散加山栀，胃气亦健；末用托里消毒散，疮敛而愈。（《保婴撮要・卷十二》）

一小儿嗜煿炙，腮肿发热，作渴饮冷，用加味清胃散而消。后仍不戒厚味，腮肿赤痛，焮连舌本，先用泻黄散而退，次用加味清胃散而消。（《保婴撮要・卷十三》）

一小儿先颏间肿痛，用败毒之药，耳中流脓，项间结核，两目或连札，或赤痛，小便或作痒，或赤涩。皆肝胆二经风热，用四味肥儿丸悉愈。（《保婴撮要・卷十三》）

一小儿右腮赤肿，余谓胃经有热，先用泻黄散二服，又用清胃散而愈。后复患之，敷石灰等药，致伤其血，疮不能溃，余先用活命饮，次用托里消毒散而愈。（《保婴撮要・卷十二》）

一小儿痘后，毒蚀腮。余谓肝脾有热助疳而患也，用大芜黄汤、大芦荟丸为佐，月余渐愈，却以五味异功散，佐以大芜荑汤而痊。（《保婴撮要・卷十八》）

一小儿腮患毒，用活命饮肿痛已退，肢体甚倦。此邪气去而元气虚也，用圣愈汤元气少复，用托里散而痊。（《保婴撮要・卷十八》）

◆ 天蛇毒

一小儿十三岁，素食膏粱，足大指患之（指手指生疮，俗名天蛇毒。编者注），肿连脚面，喜饮冷水，右关脉洪大。此脾气复伤，而积热下注也，先用清胃散四剂，次用活命饮二剂，肿痛渐

消；又用托里消毒散数剂，脓溃而愈。(《保婴撮要·卷十二》)

一小儿患天蛇毒，脓出后指肿大色黯，疮口胬肉，手背漫肿而不赤，饮食少思，大便不实，憎寒发热，惟用败毒行气之药。余谓：此脾胃虚弱，不能消化饮食、生长肌肉、外御风邪，非疮毒使然也。朝用益气汤，夕用异功散，两月余诸症渐愈。后因饮食过度吐泻，患处不红活、出清水，用异功散、葱熨法、藜芦膏而愈。(《保婴撮要·卷十四》)

一小儿患之（天蛇毒。编者注），作痛发热，内外皆用寒凉之药，手背出脓，三月不愈，面色萎黄。此脾气复伤也，先用异功散加升麻、柴胡、桔梗渐愈，又佐以托里散、豆豉饼而痊。(《保婴撮要·卷十二》)

一小儿十四岁，手大指患之（天蛇毒。编者注），色赤肿痛，用夺命丹二粒，活命饮一剂，将愈。因饮酒沐浴，而疮复作，发热咳嗽。余谓：此毒原属肺经，今肺为湿热所攻，疮毒乘热妄行，故复作耳。先用泻白散二剂，而痰嗽除，又用托里消毒散而疮愈。(《保婴撮要·卷十二》)

一小儿食指患之（天蛇毒。编者注），迸出血水，疮口凸肿，上连手背，久而不愈。余曰：此元气虚弱，风邪袭于患处，血气不能运及而然。用托里散及葱熨之法，诸症悉退，又用豆豉饼、异功散加升麻、柴胡而愈。(《保婴撮要·卷十二》)

一小儿手患疮，作呕流涎，面色萎黄。余谓脾气虚寒，遂用六君、干姜、木香而呕止，又用补中益气汤而涎止，不数剂而疮愈。(《保婴撮要·卷十五》)

一小儿足中指患之（天蛇毒。编者注），耳中肿痛，小便频数。此亲父肝肾虚热为患，用六味地黄丸为主，佐以柴胡栀子散而愈。(《保婴撮要·卷十二》)

一小儿足次指患之（天蛇毒。编者注），色赤肿痛，上连于腿，外涂寒凉之药，反致麻木重陷，方知此气血难到之所，又因寒凉遏绝而然。急以活命饮加黄芪五钱煎服，外以姜葱汤洗去敷药，用隔蒜灸法，半晌知痛，其肿顿退。再用托里散加人参三钱，数剂脓溃而愈。（《保婴撮要·卷十二》）

一小儿足大指患之（天蛇毒。编者注），变脓窠之状良久，干硬痛甚，小便频数。此禀父肾经虚热所致，用六味地黄丸而愈。（《保婴撮要·卷十二》）

一小儿足大指患之（天蛇毒。编者注），内服外敷皆寒药也，腹痛恶心，手足并冷。此脾胃之气复伤而作，非疮毒也。先用异功散加柴胡、升麻、白芷，及仙方活命饮各一剂，诸症顿退；又用托里消毒散，脓溃而愈。（《保婴撮要·卷十二》）

一小儿足大指患之（天蛇毒。编者注），肿痛连脚，用活命饮及隔蒜灸，其痛不止，着肉艾灸数壮方止，用活命饮及托里消毒散而愈。（《保婴撮要·卷十二》）

◆ **臂疮**

一小儿臂疮溃而作痛，脉洪数而有力，缘乳母食厚味，胃经积热所致。母服清胃散，子服泻黄散，痛止；又母子服加味逍遥散而愈。（《保婴撮要·卷十五》）

一小儿臂疮溃而作痛，疮口色白，面赤饮汤。此禀肾膀胱阴虚也，朝用八珍汤，夕用加减八味丸，诸症渐退，面色顿白，此热退而真虚之色见也，用托里散、异功散而愈。（《保婴撮要·卷十五》）

一小儿患（指漏疮，编者注）在臂间，肿硬不消，面色萎黄，脓水清稀。此元气亏损之症，用八珍汤为主，六君子汤为佐，渐

愈。因饮食失节，恶寒发热，用六君子和升麻、柴胡而安，用益气汤加异功散而敛。（《保婴撮要·卷十四》）

一小儿因母食膏粱，臂疮溃而作痛，脉洪数有力。用清胃散与母服，子服泻黄散，渐愈；又用加味逍遥散，母子俱服而愈。（《保婴撮要·卷十三》）

一小儿因乳母郁怒，臂前臃肿硬，皮色如常，日出脓水。乃脾肺之虚症也，用加味归脾汤、如圣饼，三月余肿渐消。后因母怒发热，儿患处复肿，用加味逍遥散，母服二剂，儿日服杯许，赤肿渐退，仍以前药久服而愈。（《保婴撮要·卷十四》）

一小儿伤臂成疮，久而不愈，寒热作渴，疮口青白不合，脓水时流，先用参、芪、归、术，寒热渐愈；又用托里散，患处色和；再用十全大补汤而愈。（《保婴撮要·卷十六》）

一女子臂疮，肿焮作痛，用仙方活命饮，痛止成脓；用加味八珍汤，而脓溃渐敛；用加味逍遥散与母服而痊。（《保婴撮要·卷十三》）

一小儿臂疮，服败毒散，呕吐腹胀作痛，手足并冷；用六君、姜、桂，诸症渐退，饮食渐进；次用五味异功散而愈。（《保婴撮要·卷十三》）

一小儿臂疮，服败毒之药，小便不利，腹胀作呕。此胃气复伤，阳气虚弱而然耳。先用六君、姜、桂，一剂呕胀顿止；再用异功散，小便如常；后用托里散而疮愈。（《保婴撮要·卷十五》）

一小儿臂疮，肉腐色紫，焮痛作渴，右关脉洪数。此胃火炽盛之恶症，用竹叶黄芪汤而痛止，用四君、升麻、连翘、白芷、金银花而愈。（《保婴撮要·卷十五》）

一小儿臂疮，作痛不止，肌肉不生，先用托里消毒散而痛止，用五味异功散、托里散而肉生。（《保婴撮要·卷十三》）

一小儿臂患疮，赤肿作痛，服大黄药，敷铁箍散，肿痛顿消。余曰：此脾气虚，疮内陷不知痛耳，非毒退而内消也。遂朝用益气汤，夕用异功散各数剂，色微赤，微肿。又用葱熨法及托里散而疮消。（《保婴撮要·卷十五》）

一小儿臂患疮，敷寒凉之药，肿硬不消，用补中益气汤加木香、薄、桂及如圣饼，助其阳气而消。（《保婴撮要·卷十三》）

一小儿臂患疮，服护心散，呕吐腹胀。余曰：此脾胃复伤耳。不信，仍复攻毒，益加泄泻。余先用托里温中汤一剂，次用六君、姜、桂，又用五味异功散而愈。（《保婴撮要·卷十五》）

一小儿臂患疮，服消毒之剂，作呕少食，肿硬不消，面色萎黄。此脾胃气虚而药复伤也，用六君、木香、干姜，更增腹痛，此虚甚也。以前药入附子一片，诸症顿退。（《保婴撮要·卷十五》）

一小儿臂患疮，久而不敛，肌肉消瘦，日晡体热。此脾气虚而不能生肌肉也。朝用补中益气汤，夕用五味异功散，诸症渐愈；又用托里散、如圣饼而愈。（《保婴撮要·卷十三》）

一小儿臂患疮，肿硬作呕，面色萎黄，饮食少思。此脾气虚也，用六君子汤呕止食进，又用五味异功散、如圣饼而消。（《保婴撮要·卷十三》）

◆ 胁肋疮疡

一小儿左胁生疮，寒热作呕，右关脉弦数。此肝症传于脾也，先用柴胡清肝散，次用五味异功散，又用托里散，疮敛而愈。其时同患是症，专用败毒者，俱致不起。（《保婴撮要·卷十三》）

一小儿左胁下生疮，漫肿色赤。此肝胆经形伤气也，先用托里散、消毒散、加味小柴胡汤间服，肿渐减；又用托里消毒散、

加味小柴胡汤，疮溃而愈。(《保婴撮要·卷十三》)

　　一小儿左胁肿痛，赤色而硬。此禀胆经热毒所致也。子服活命饮，母服加味逍遥散而溃。复恶寒不食，腹胀吐酸。此脾气弱而饮食停滞也。用六君子汤，脾气渐健；用托里散，肌肉渐生。又呕吐寒热，面色青白。此脾气虚而肝邪所侮也。用异功散加柴胡、升麻而安，又用异功散加当归、黄芪而愈。(《保婴撮要·卷十五》)

　　一小儿，生下胸胁间肿赤，年余不消。余谓：案肝血热，但治其母。不信，另用铁箍散、犀角丸，作呕不乳。此胃气虚而复伤。余用五味异功散，救子之胃气，用加味逍遥散治母之肝火，顿愈。(《保婴撮要·卷十一》)

　　一小儿两胁胸间，或两腿内侧患疮疡，小便不利，或作或辍，诊乳母肝脾脉洪数，母服加味逍遥散，子服栀子仁散加柴胡而痊。(《保婴撮要·卷十五》)

　　一小儿，生下左胁间一块，漫肿无头，肉色不变，敷铁箍散，溃而脓清，欲呕。余谓：禀肝经气滞而脾气虚，不能愈也。先用异功散加柴胡、升麻以补脾胃，又以托里散加柴胡、山栀以托里清肝，其子亦饮数匙，三月而愈。(《保婴撮要·卷十一》)

　　一小儿四岁，胁间漫肿一块甚痛，色如故，服流气败毒等药，加寒热作呕，食少作泻。此察肝脾气滞之症，元气复伤而甚耳。乃择乳母气血壮盛者，与加味归脾汤、加味逍遥散服之，儿饮其乳半载而消。(《保婴撮要·卷十三》)

　　一小儿未期，胁间赤肿，此禀肝火所致。用加味逍遥散数剂，与母服，子日服数匙，漫肿悉退，佐以托里消毒散加山栀、柴胡，疮溃而愈。(《保婴撮要·卷十三》)

　　一小儿胁肿一块，敷寒凉之药，益加肿硬，腹中阴冷。余谓：

肌肉受寒而患处肿硬，脾气受寒而腹中阴冷，当急温补脾气。不信，仍服前药，加腹痛泄泻，手足并冷。余曰：变阳气虚寒之恶症。用五味异功散加姜、桂，二剂诸症渐愈。乃去二味服之，外用葱熨之法，患处微肿色赤。此阴气散而阳气至，遂朝用补中益气汤，夕用异功散而消。（《保婴撮要·卷十五》）

◆ **背疽**

一小儿背患疽，焮肿大痛，发热饮冷，服败毒之药，其痛益甚。此膀胱经热毒炽盛也。用活命饮加麻黄、羌活一剂，诸症顿退；乃去麻黄、羌活，又二剂而脓溃；再用清热消毒饮而疮瘥。（《保婴撮要·卷十五》）

◆ **腹疽**

一小儿腹疽，大便秘结，发热饮冷。此热蓄于里也。用内疏黄连汤一剂，大便通而痛止；又用清热消毒散，内热退而疽愈。（《保婴撮要·卷十三》）

一小儿腹患疽，敷寒凉之药，其肿益甚，腹中阴痛，手足并冷。此阳气虚寒之症也。余用回阳汤、抑阴散，而肿渐消，毒渐散，又用托里散而敛。（《保婴撮要·卷十三》）

一小儿腹患疽，作呕便秘，发热饮冷。蓄热也。用内疏黄连汤而便通呕止，又用清热消毒散而疽内消。（《保婴撮要·卷十五》）

◆ **遍身生疮**

一小儿……不守禁忌，遍身生疮，诚如病风，大便酸臭，肚大青筋，头发成穗。先用肥儿丸月余，又用大芜荑汤数剂，又用

大芦荟丸、四味肥儿丸而寻愈。(《疬疡机要·中卷》)

一小儿遍身生疮，大便下血，发热作渴，腹大青筋，眉毛渐落。余用大芦荟丸、五味异功散，其疮渐愈；佐以补中益气汤，热渴渐止；又用异功散为主，佐以补中益气汤，加吴茱萸所制黄连治之，血止疮愈。(《疬疡机要·中卷》)

一小儿遍身生疮，头发成穗，眉毛脱落，肌肉消瘦，大便酸臭，小便不调，颈间结核，肚大青筋。余先用五味异功散，月余后，用四味肥儿丸，又用大芜荑汤、异功散而痊。(《疬疡机要·中卷》)

一小儿遍身生疮，小便不调，颈间结核，两目连札。服祛风之剂，眉毛脱落。余谓肝经风热之症。先用大芦荟丸，后用四味肥儿丸，渐愈。后因饮食停滞发热，其疮复臀，用大芜荑汤、四味肥儿丸而愈。后每停食，遍身发赤作痒，服四味肥儿丸即愈。(《疬疡机要·中卷》)

一小儿十二岁，肛门作痒，或脱出，或大便血，遍身生疮，发热作渴，腹大青筋，用大芦荟丸、五味异功散，其疮渐愈；佐以补中益气汤，热渴渐止，肛门悉愈；又用异功散为主，佐以补中益气汤加吴茱萸所制黄连治之而血愈。(《保婴撮要·卷八》)

一小儿先阴茎作痒，小便不调，后遍身生疮作痒，服消风散毒之剂，臀如大风之症，颈间结核，发热如炙。余先用柴胡、栀子，后用大芦荟丸、四味肥儿丸，诸症稍愈，又用虾蟆丸、四味肥儿丸而痊。(《疬疡机要·中卷》)

◆疖

一小儿头患疖甚多，寒热作痛。时季夏，乃形病俱实。先用人参败毒加黄连、香薷一剂，其痛顿止；次用仙方活命饮末三服，

大者出脓，小者自消。后食厚味复发，用清胃散、活命饮各一服而愈。（《保婴撮要·卷十一》）

一小儿素有肝脾之症，患疠甚多，用仙方活命饮二剂，肿痛倾退，又用四味肥儿丸、五味异功散加柴胡、升麻而愈。其时同患此症，用犀角丸、化毒丹伤其脾胃者，俱致不起。（《保婴撮要·卷十一》）

◆ 疔

一小儿面上患之（指疔疮，编者注），寒热发搐，此热极而肝火动也，用荆防败毒散及隔蒜灸，搐止热退，更服异功散加升麻、柴胡、桔梗而愈。（《保婴撮要·卷十二》）

一小儿鬓患一疮，肿赤作痛。余谓属手足少阳经风热，用柴胡栀子散。不应，诊其母左寸关脉弦洪而数，即以前药令母服之，儿遂愈。（《保婴撮要·卷十二》）

陵金文冶子，将周岁，唇上患疔，余用活命饮，母子并服，更欲隔蒜灸。彼不从，见肿势益盛，勉灸数壮。余诫以多灸为佳，又为人所阻而止。头面益肿，乃复灸五十余壮，肿势渐消。时与乳母服活命饮，疮出黄水，翌日，溃而得生。（《保婴撮要·卷十二》）

一小儿臂患之（指疔疮，编者注），色赤肿起，恪用化毒丹、铁箍散，肿处顿平，肉色白陷，再日色黯，痰喘气促。余谓疮毒反入于内也，辞不治，果殁。（《保婴撮要·卷十二》）

一小儿患前症（指疔疮，编者注），服败毒之药，作呕不食。余谓胃气复伤，不信，另服护心散，呕甚，神思沉困，手足并冷，脉微细如无。急用五味异功散加干姜，二服呕止食进，去姜又四服而愈。夫护心散皆寒凉之药，乃宋人为服丹砂蓄热发疽者而设。胃气有伤，即当温补，多因此药，停于胸膈，惟觉阴冷作呕沉困

者，世人皆谓毒气攻心，而遂概用之，其鲜有不败事者矣。(《保婴撮要·卷十二》)

马氏室，忽恶寒作呕，肩臂麻木，手心搔痒，遂瞀闷，不自知其故，但手有一泡。此乃患疔毒也。令急灸患处，至五十余壮而麻。又五十余壮，知痛，投以荆防败毒散而愈。古人谓人暴死，多是疔毒。急用灯照遍身，若有小疮，即是此毒，宜急灸其疮，但是胸腹温者可救。先君云：有人因剥死牛瞀闷，令看遍身，俱有紫泡。使急灸泡处，良久遂苏。或以败毒药而愈。(《外科心法·卷五》)

一小儿足患之（指疔疮，编者注），呕吐腹胀，二日不食，欲用护心散。诊气口脉大，审其大便所出皆酸秽。余曰：此饮食停滞耳，非疮毒内攻也，若用护心等剂则误矣。急投保和丸二服，及隔蒜灸而愈。其时同患是症，用护心、败毒之剂者，俱致不救。(《保婴撮要·卷十二》)

一小儿肿赤焮痛，此欲作脓也，用托里消毒散，二剂脓成，针之肿痛顿减，又二剂渐愈，却以柴胡栀子散加白芷、升麻，与母服之而愈。(《保婴撮要·卷十二》)

一小儿肿焮作痛，药不能下咽，先用通气散，连作嚏；却用犀角升麻汤，乳食稍进，肿痛渐消；仍服数剂而脓血渐少，母服加味逍遥散而愈。(《保婴撮要·卷十二》)

一小儿三岁，手患紫疔二颗，寒热作痛，用仙方活命饮半杯而愈。数日后手臂俱肿，乃用隔蒜灸，服前药而愈。(《保婴撮要·卷十二》)

◆ **痛**

一小儿肩患痛，痛甚，肿至背，乃膀胱经部分，血瘀滞也。

先用仙方活命饮，毒解痛止；又用加味小柴胡汤加连翘、山栀、金银花，其势渐退；乃用加味逍遥散加金银花、黄芪，漫肿悉消；但中间不退，此欲作脓也，用托里消毒散，脓成而溃；又用托里散、地黄丸，补气血、滋肾水而痊。(《保婴撮要·卷十三》)

一小儿，生下臂外臁肿一块寸许，月余忽赤肿二寸许，外赤晕势欲走散，此脓毒内焮，针之随出脓，赤晕退，儿即安。诊乳母肝胆脉弦数，按之有力。先用加味小柴胡汤加黄连二剂，去黄连又二剂。却用加味逍遥散与乳母服，儿寻愈。(《保婴撮要·卷十一》)

一小儿臂患痈，疮口色白肉突翻，或如菌，或如指，用追蚀之药去而复作。余谓肝肺气虚，先用益气汤，再用托里散、藜芦膏而愈。(《保婴撮要·卷十四》)

一小儿臂患痈，久不愈，手足时冷，用异功散加木香，佐以八珍汤，手足温和；乃用托里散，将敛；因饮食停滞伤脾，患处肿硬，用六君、木香而愈。(《保婴撮要·卷十三》)

一小儿臂患痈，肿硬不消，食少自汗。此脾肺气虚而不能溃，先用六君子汤而汗止，乃佐以葱熨法而脓成，又用八珍汤而脓溃，用托里散而疮敛。(《保婴撮要·卷十三》)

一小儿臂上生痈，肿连肘间，此属手少阴三焦二经。先用仙方活命饮，杀其大势；次用柴胡清肝散，以清心肝之热，诸症顿退；又用托里消毒散，出脓而愈。(《保婴撮要·卷十三》)

一小儿臂痈，敷服皆寒凉之药，更加肿硬。余谓当助脾胃以解凝寒，乃用益气汤加茯苓、半夏、薄、桂及如圣饼熨之而愈。大凡疮疡久而不愈，不问已溃未溃，皆因阳气虚不能运行耳，用如圣饼或葱熨法为善。(《保婴撮要·卷十五》)

一小儿臂痈，服败毒药，肿硬不消，汗出不止。此脾肺气虚

也。用异功散加五味子而汗止，佐以葱熨而脓成，用托里散而疮愈。（《保婴撮要·卷十五》）

一小儿臂痈，久不愈，溃出碎骨，饮食少思，不时寒热，脓水清稀。此气血俱虚也。用八珍散加肉桂、桔梗渐消，又用托里散加肉桂及豆豉而愈。（《保婴撮要·卷十三》）

一小儿臂痈，用针过深，出血不止，恶寒口噤，脉微细。尚可救，乃用独参汤灌之。良久咽下，半晌而苏，再剂而能言，四剂而脓出，又用托里散、异功散而愈。（《保婴撮要·卷十五》）

一小儿臂痈，肿硬色白，寒热倦怠。此血气虚弱而不能溃散。先用五味异功散加干姜，其肿渐退，饮食渐进；又用托里散、如圣饼，脓溃而愈。（《保婴撮要·卷十三》）

一小儿臂痈，肿硬色白，寒热倦怠。此因血气虚耳。先用五味异功散加木香、干姜，诸症渐减。去二味，又佐以托里散、如圣饼，脓溃而愈。（《保婴撮要·卷十五》）

一小儿臂痈久不敛，日晡倦怠，敷追蚀之药，腐坏而不敛。余谓因脾气虚而不能生长肌肉。朝用益气汤，夕用异功散，月余而痊。（《保婴撮要·卷十五》）

一小儿臂痈久溃，饮食后即泄泻，小腹重坠，面色或萎黄或㿠白，两寸脉短不及本位，按之若无。此脾气虚寒下陷，不能升化而然。用八味补命门火，佐以益气汤以培胃气，月余渐愈。更佐以二神丸，两月余而疮愈。（《保婴撮要·卷十五》）

一小儿臂痈溃后，颤振少气，脉浮数，按之不鼓。此元气虚弱也。朝用补中益气汤，夕用异功散各二十余剂，未见效，因虚甚而功力未能及耳。又用前药各二十余剂，顺渐愈。后佐以托里散，而疮亦痊。（《保婴撮要·卷十六》）

一小儿臂痈肿痛，大便干涩，用泻黄散，但面色萎黄。此脾

135

经气血虚也。先用补中益气汤加熟地黄，两月余大便渐利，恶寒发热。此邪气去而真气虚也，用托里散、八珍汤而痊。（《保婴撮要·卷十五》）

一小儿臂痈肿痛，色白，余用托里之剂，不从，反内外用败毒之剂，发热不食，手足并冷，仍欲败毒。余曰：此脾胃复伤而变症耳，若再行攻毒，则胃气益损，五脏皆虚，诸症蜂起矣。乃用益气汤，佐以异功散而渐安。（《保婴撮要·卷十五》）

一小儿患臂痈，面色或黄或赤，先用补中益气汤、地黄丸，寻愈。后因怒气颤振，先用补中益气汤加钩藤钩、炒山栀，又用加味逍遥散加钩藤钩而愈。又因饮食停滞，吐泻酸臭，更加发搐，用五味异功散加钩膝钩而愈。（《保婴撮要·卷十六》）

一小儿臂患肿痛，色赤。此欲作脓也。用托里消毒散二剂而脓成，又二剂而脓溃，用托里散将愈，而发热恶寒，用十全大补汤而愈。（《保婴撮要·卷十八》）

一小儿臂膊赤肿，发热作渴饮冷。症属胃火，先用加味清胃散而愈。后因母食厚味，复肿痛，先用泻黄散二服，再用清胃散，母子服之并愈。（《保婴撮要·卷十三》）

一小儿臂腕漫肿，敷寒凉药，又常以冷水润之，肿热已上至肩，两月余而溃，四月余不敛，脓出清稀，面色萎黄。余曰，此气血虚不能充荣于肌肉也。先用异功散加升麻、柴胡，脾胃渐健，又用托里散而愈。（《保婴撮要·卷十三》）

一小儿因母食炙煿酒面，两臂前膝各漫肿一块，有根，四畔赤晕相围。余谓：患处属胃经，因胃经积热而为患也。用清胃、泻黄二散，治之而消。设谓丹毒，辄用砭法及败毒之药，反促其危矣。（《保婴撮要·卷十一》）

一童子腋下患痈，不敛脓清，脉大倦怠，懒食少寐，自汗口干。以内补黄芪汤及豆豉饼灸之，两月而愈。凡疮脓溃而清，或疮口不合，或聚肿不赤，肌寒肉冷，自汗色脱者，皆气血俱虚也，非补不可。(《外科发挥·卷一》)

一小儿患前症（指腋痈，编者注），肿痛，用仙方活命饮而痛止，用托里消毒散而溃。因母饮酒，复加肿痛，母服清胃散，儿服活命饮、托里散而愈。(《保婴撮要·卷十三》)

一小儿患之（指腋痈，编者注），恪服败毒之药，久不溃，色不变，肿硬如石。余用葱熨之法及托里散二十余剂，患处微赤作痛，又数剂，肿起，针出秽脓，气息奄奄，用人参一两，干姜一钱，枣子十枚，四剂，仍用前散寻愈。(《保婴撮要·卷十三》)

一小儿患之（指腋痈，编者注），脓内溃，久不出，色不变，亦不痛。余谓：气血盛甚，当先大补而用火针。不信，或用冷针，脓果不出，更气喘自汗。余用独参汤二剂，喘汗少止，脓仍未出。又二剂，脓出甚多，喘汗大作。又用前汤四剂，诸症悉退，乃用八珍汤渐愈。(《保婴撮要·卷十三》)

一小儿患之（指腋痈，编者注），色黯不敛，三年不愈，用十全大补汤及豆豉饼，三月余将愈。(《保婴撮要·卷十三》)

一小儿患之（指腋痈，编者注），因乳母恚怒所致，子用仙方活命饮，母用柴胡栀子散、加味逍遥散并愈。(《保婴撮要·卷十三》)

一小儿腋下常患一枚（指腋痈，编者注），此禀肝胆怒火也，用牛黄解毒丸，母服柴胡栀子散、逍遥散而愈。后每发即服前药而愈。(《保婴撮要·卷十三》)

一小儿患胁痛……后因母恚怒劳役，其胁复肿赤，用加味逍遥散、加味归脾汤，母子服之并愈。(《保婴撮要·卷十三》)

一小儿患此（指胁痛，编者注），疮口色赤肿痛，时出血脓。

此肝经血分有热，用加味逍遥散加生地黄四剂，却以生地易熟地，月余血热渐退；又用八珍汤、藜芦膏而突肉减，用十全大补汤而元气复，又用托里散而疮瘥。（《保婴撮要·卷十四》）

一小儿患之（指胁痛，编者注），久不愈，左关脉弦数，右尺脉按之而弱。此禀肾虚而然也。用地黄丸为主，佐以八珍汤、托里散而愈。（《保婴撮要·卷十三》）

一小儿四岁，患胁痛，色赤肿痛，肝脉弦而迟。此肝胆经血虚有热。先用加味逍遥散数剂，大势已消；中间成脓，又用托里消毒散加柴胡、山栀，脓溃而敛。（《保婴撮要·卷十三》）

一小儿胸患痈，肿痛热渴，大便不通，脉沉数而有力。此形病俱实而邪在内也，用凉膈散，大便随通而痛顿减；又用活命饮，焮痛随散，疮头出脓；又用托里消毒散而愈。（《保婴撮要·卷十五》）

一小儿，生下臀内臁赤肿二寸许一块，有脓内溃，遂针之，出脓甚多，随眼闭咬牙。余谓：眼闭脾气虚，不能开也；发热咬牙乃脾气虚，而肝火动也。以人参如前渍乳儿吮，母服八珍汤加漏芦，月余而疮愈。（《保婴撮要·卷十一》）

一小儿患此（指臀痈，编者注），久不收敛，四围微黯，疮口黑色，脓水清稀，寒热晡热，脉浮而数，两寸按之如无。此阳气虚而阴血弱也，朝用补中益气汤，夕用异功散，半载而愈。（《保婴撮要·卷十三》）

一小儿患此（指臀痈，编者注），肿硬不赤旬余矣，面赤萎黄，饮食少进。此脾气虚弱也。先用异功散，饮食渐进，漫肿渐消；乃用托里散，少加肉桂而溃；又用八珍汤而敛。（《保婴撮要·卷十三》）

一小儿十六岁，臀痈溃而颤振，遂用大补中气之药而颤止。

因劳发热，痛内溃而复颓颤，脉浮数，按之不鼓，两寸脉短小不及本位。或欲祛风。余曰：长则气治，短则气病，此由胃气虚甚故也。先用独参汤数剂愈，乃佐以补中益气汤各五十余剂而愈。若加附子一片，数剂亦可愈矣。（《保婴撮要·卷十六》）

一小儿臀疮，腐而作痛不止，肌肉不生，口干作渴，右关脉洪数。此胃经火盛之恶症。先用竹叶黄芪汤二剂而痛止，又以四君子加升麻、白芷而愈。（《保婴撮要·卷十五》）

一小儿臀疮，久不生肌，面色萎黄，仍欲败毒以收敛。余曰：脾主肌肉，脾健则肉生。遂朝用补中益气汤，夕用五味异功散及葱熨法，脾气壮，肌肉生而愈。（《保婴撮要·卷十三》）

一小儿臀疮，久不收敛，肢体倦怠，晡热作渴。此禀足三阴虚也。用五味异功散、加减八味丸渐愈，又用托里散而敛。（《保婴撮要·卷十三》）

一小儿臀疮出血，脉浮大，按之无力，右寸关为甚。此脾肺气虚。不能摄血归源，先用补中益气汤而血止，又用托里散而疮愈。（《保婴撮要·卷十五》）

一小儿臀疮久不生肌。余曰：臀属膀胱，乃气血难到之所，此禀肾虚而患者，当调补脾气，滋养阴血。遂用五味异功散、地黄丸而痊。（《保婴撮要·卷十五》）

一小儿臀疮溃而不敛，面色时赤。此禀肝肾阴虚，朝用八珍汤加五味子，夕用加减八味丸，诸症渐退，又用托里散间服而愈。（《保婴撮要·卷十三》）

一小儿臀痈，久不收敛，因惊发搐口噤，用托里散，内参、术各用三钱，柴胡五分，钩藤钩一钱五分，四剂而安。后停食惊骇，目直发搐，口噤流涎，手指逆冷，用五味异功散。此肝木旺脾土受侮，饮食内作而然，用五味异功散加钩藤钩、木香、干姜

而苏。(《保婴撮要·卷十六》)

一小儿臀痈，溃而不敛，发热作渴，小便频数，仍欲降火。余谓此禀肾经阴虚而火动耳。用补中益气汤、加减八味丸而愈。(《保婴撮要·卷十五》)

一小儿臀痈久不愈，大便泄泻，小便不调，发热作渴。余谓：肾开窍于二阴，故二便不调，此禀肾气虚热而然也。用地黄丸、益气汤之类，诸症渐退，肌肉渐生，疮口自愈。(《保婴撮要·卷十五》)

一小儿，生下臀尖微肿寸许一块，敷铁箍散，服化毒丹，越月肿起色赤，啼声不绝，以指按之，随手复起。此脓内熟而痛也。遂针之，出稠脓，啼声即止。余谓：血气无亏，不必用药。彼欲速效，另服犀角丸，致吐泻发搐，欲投惊药。余曰：此因脾胃亏损，而内生风耳。急以人参一两（细切），和壮妇乳一钟，置粥釜中煮良久，取出绞乳汁，以绵作乳头样者，蘸乳频与儿吮之，一日吮尽。却服乳化地黄丸，每日服八珍汤加漏芦，不月而愈。(《保婴撮要·卷十一》)

一小儿肿硬不消（指臀痈，编者注），肉色不变。此脾胃之气虚怯，不能运及患处耳。朝用补中益气汤，夕用五味异功散，以接虚怯之气，月余而消。其时同患是症，外敷寒凉之药，内服犀角丸者，无不受害。(《保婴撮要·卷十三》)

一小儿臀痈，溃而作渴烦热，大便不通，脉洪大而虚，用当归补血汤及四物加黄芪各二剂而便通，又用八珍汤、托里散而疮敛。(《保婴撮要·卷十五》)

一小儿，生下大腿肿寸许一块，面目色白，将期敷药而溃，脓水清稀，二期而未愈。后呵欠咬牙。此禀肾虚。朝用补中益气汤，夕用地黄丸料，与母子同服半杯，年余而愈。(《保婴撮

要·卷十一》）

一小儿患此（指腿痛，编者注），久不愈，脓水清稀，面色萎黄，腹大青筋。此脾气虚而肝所侮也。朝用补中益气汤，夕用五味异功散，元气稍复。乃佐以四味肥儿丸及葱熨之法，两月余而愈。（《保婴撮要·卷十三》）

一小儿伤内臁成疮，色黯久而不愈。此肝脾气血虚也，先用补中益气汤，后用八珍汤加柴胡、升麻渐愈，再用地黄丸而痊愈。（《保婴撮要·卷十六》）

一小儿腿外侧痛肿，肉色如故，用托里消毒散，二剂而肿始赤；又四剂而肿赤退；又六剂溃而脓出清稀，食少体倦；用异功散加芎、归，仍用托里散，补其元气而愈。（《保婴撮要·卷十三》）

一小儿腿疮，久不生肌，肿痛色赤。此脾胃虚而湿热也。用益气汤加黄柏、防己渐愈，又用四君、柴胡、升麻而痊。（《保婴撮要·卷十五》）

一小儿腿患疮，用护心散，呕吐不食，手足并冷。余曰：此非毒气内攻，乃胃虚耳，宜用异功散补之。彼反见疑，仍索前药，余以异功散为末，作护心散与服，呕止食进，又用托里散，脓淡而愈。后语其故，犹不信其效至此也。（《保婴撮要·卷十五》）

一小儿腿内侧患此，脓内溃，恶心倦怠，面色萎黄，右关脉弦大，按之微细。此脾胃虚弱，肝木所乘也。先用六君、升麻、柴胡，四剂元气渐复，乃佐以托里散而愈。（《保婴撮要·卷十三》）

一小儿腿内侧患之指（漏疮。编者注），寒热发渴，此肝脾二经气血虚症也。盖胃为五脏之本，先用五味异功散加升麻、柴胡，月余胃气始复，乃用地黄丸补肾水以生肝血而愈。（《保婴撮要·卷十四》）

一小儿腿内焮赤，大肿发热。此血热内郁，而欲为脓耳。当先杀其大势，用隔蒜灸法，灼艾试蒜热移患处二十余炷，痛始减；再三十余炷，肿渐消。又用仙方活命饮，疮头出水而愈。(《保婴撮要·卷十三》)

一小儿腿外臁患痈，疮口陷而色黑，翻出如菌，久而不食。此元气虚弱，寒邪滞于患处。用十宣散加羌活、天麻及附子饼，患处渐赤。改用葱熨法而渐白，此寒邪去而元气虚，真气发见也，用补中益气汤及藜芦膏而痊。(《保婴撮要·卷十四》)

一小儿腿膝肿溃，脓水不止，晡热体倦。先君谓元气复伤，阴虚所致，用补阴八珍汤、地黄丸而愈。(《保婴撮要·卷十八》)

一小儿腿痈，发热肿痛，肉色不赤。此形气虚而病气实也。先用活命饮二剂，随用益气汤二剂，外用葱熨法而愈。(《保婴撮要·卷十五》)

一小儿腿痈，溃而脓清，脉弱，面色萎黄，自汗有痰。余谓：当补脾肺。彼以为缓，遂降火败毒，呕吐喘嗽。余曰：脾肺气绝。不信，后果殁。(《保婴撮要·卷十五》)

一小儿腿痈，溃而作痛，服败毒之药。肿热益甚，更呕腹痛。余谓：脓出而反痛，攻毒而反呕，其属胃气虚弱明矣，急宜补之。或谓痛无补法，仍用前药，诸症蜂起。余用六君、干姜、木香，胃气渐复，再用益气汤、托里散而愈。(《保婴撮要·卷十五》)

一小儿腿痈，内溃出脓碗许，即时颤振，面白汗出。此阳气虚脱，非大补不可也。遂用人参一两煎服之，汗愈甚，手足并冷；再用人参二两，干姜二钱煎服，良久汗乃稍止，再剂诸症顿愈；却用补中益气汤加人参五钱，数剂而愈。(《保婴撮要·卷十六》)

一小儿腿痈，脓清作呕，疮口不敛，肝肾二脉洪数。此因禀肾水不足，而肝火为患。用六味地黄丸以补肾，九味芦荟丸以清

肝而愈。（《保婴撮要·卷十五》）

一小儿腿痛，脓水清稀，手足时冷。余谓：脾胃虚寒。先用益气汤加干姜而手足温，用异功散、葱熨法而脓稠，用八珍汤、附子饼而疮愈。（《保婴撮要·卷十五》）

一小儿腿痛溃后，作渴饮汤，泻利无度。此脾胃气虚之恶症也。用益气汤、八珍汤而愈。（《保婴撮要·卷十五》）

一小儿腿痛溃后泄泻，饮食少思，手足并冷，多在侵晨夜间。此变脾肾虚寒也。用四神丸、六君、姜、桂渐愈，以益气汤间服而愈。（《保婴撮要·卷十五》）

一小儿腿痛内溃，泄泻自汗，腹痛气喘。余谓：脾胃俱虚之恶症。用独参汤，喘汗渐止，用大补汤诸症悉退。（《保婴撮要·卷十五》）

一小儿腿痛色赤，久不生肌，日晡发热。此脾经血虚也。用四君、归、芎、柴胡、牡丹皮，热渐止而肌渐生。后因停食吐泻，疮色变，此脾气虚弱，用益气汤、异功散而痊。（《保婴撮要·卷十五》）

一小儿十一岁，腿内侧患痛，漫肿坚硬，肉色不变，自汗盗汗。此乃肝脾虚羸也。用大补汤、异功散，元气渐复，脓溃针之，仍服前药而愈。（《保婴撮要·卷十五》）

一小儿膝痛，误触其膝，出血甚多，患前症（指寻衣撮空，编者注），恶寒面白。此阳随阴散而虚寒。用十全大补汤加附子三分，四剂未应；用人参一两，附子五分，姜枣煎服稍退，又二剂顿退；乃朝用异功散，夕用八珍汤而安。（《保婴撮要·卷十》）

一小儿大腿漫肿不赤，服败毒之药，手足并冷，吐泻不食。余曰：元气虚而半阴半阳之症也。用阴阳散、冲和汤，肿起色赤，此变纯阳之吉症也，仍用前药，佐以活命饮而消。（《保婴撮

要·卷十五》）

一小儿两腿臂膝俱肿，不能举动而痛，用黄豆末热调敷，服活命饮而消。（《保婴撮要·卷十八》）

一小儿两足胫内外赤肿，炌连膝上。因痘愈之后，或谓痘毒，欲用寒剂；或谓丹毒，欲贬出血。余曰：非也，此足三阳经热毒塞肿耳。况痘愈之后，元气未复，设若贬剂出血，则患处愈伤；敷贴凉药，则荣气愈滞；服败毒之药，则元气愈虚，血愈凝。不信，竟用前法，果两胫喷而色黯，疮口不敛，大便去后如痢，欲用治痢之药。余曰：此因误用前法，元气复伤而下陷也，非痢非毒。遂用补中益气汤之类而愈。（《保婴撮要·卷十五》）

一小儿漫肿坚硬（指腿痈，编者注），肉色不变。此阳气虚而不能成脓也，用托里散、如圣饼，肿起色赤；用托里消毒散，而脓成针之；用八珍汤加肉桂渐愈。因伤食吐泻，患处夭白，饮食少思，先用六君、干姜，次用八珍汤及葱熨法而愈。（《保婴撮要·卷十三》）

一小儿内臁肿痛，恶寒发热，此属肝胆经分，乃用神效解毒散加柴胡、白芷二剂，漫肿顿消。惟中央一块尚肿，又二剂而成脓，以托里消毒散溃脓而愈。（《保婴撮要·卷十三》）

一小儿，痘疮已愈，腿上数枚变疳蚀陷。用雄黄、铜绿等分为末敷搽，兼金银花散，数服而愈。若患遍身，用出蛾绵茧，将白矾为末，填茧内，烧矾，候汁干取出，为末，放地上，以碗盖良久，出火毒，敷之效。（《外科心法·卷六》）

◆ **流注**

杨鸿护子年十二，左胁下患此（指流注，编者注），服流气饮、十宣散之类，元气益虚，年余不敛，左尺脉数而无力，左关脉弦而短。此肝经之症，因禀肾水不足，不能滋养肝木，血燥火炽而然耳。用六味地黄丸以滋肾水，九味芦荟丸以清肝火而愈。（《保婴撮要·卷十二》）

一小儿患流注，面色萎黄，忽舌强口噤，脉洪大而虚，按多如无。此脾肺气虚而变症也。先用补中益气汤四剂，稍缓，又用十全大补汤数剂而痊。（《保婴撮要·卷十六》）

一小儿患流注，小便不利，面白口干，手足时冷。悉因脾肺气虚之所致也，用益气汤加山药、五味子，诸症渐愈，又用托里散而疮愈。（《保婴撮要·卷十五》）

一小儿流注，吐泻呃逆腹痛，手足并冷。余谓：阳气虚寒之恶症，用六君子、独参汤益甚。遂以人参五钱，附子五分，连服数剂，诸症渐退，用独参汤月余稍愈。后饮食失宜，寒热发搐，用五味异功散加升麻、柴胡而安。又因劳发热，脉大而虚，面赤作渴，用当归补血汤、十全大补汤而安，用八珍汤、附子饼而愈。（《保婴撮要·卷十五》）

一小儿流注出血，呃逆腹痛，手足并冷，用六君子及独参汤而益甚。此阳气虚寒之甚，药力未能骤及也。遂连服数剂，诸症渐退，用月许将愈。因饮食失宜，寒热发搐，血出，此脾气虚肝火所乘也。用异功散加升麻、柴胡而安，又用八珍、四君而愈。后因劳心，发热头痛，另服清热之剂，汗出口噤，良久方省，服大补汤数剂而安，又用八珍汤而愈。（《保婴撮要·卷十五》）

一小儿九岁患此（流注，编者注），久不收敛，或咳嗽，或寒热，皆服清气化痰之药，前症益甚，至夜作喘口开，彻夜不寐，手足并冷，药饵到口即呕。余谓：悉因脾气虚甚所致。先以人参、白术各五钱，炮姜五分，以米汤煎之，时灌数匙。次日能服一杯，次日又服一剂，诸症渐愈。至十余剂后，朝用补中益气汤，夕用

异功散而愈。(《保婴撮要·卷十二》)

一小儿流注久溃，面白时咳，脓水清稀，小便短少，或如淋不止。余谓：脾肺气虚不能生肝肾而然。用补中益气汤、六味地黄丸为主，佐以托里散而渐愈，又间用豆豉饼而敛。(《保婴撮要·卷十五》)

一小儿臂肘肿硬，用流气饮，肉色不变，饮食少思。余曰：此肝脾虚症也。用六君、桔梗、薄、桂、茯苓、半夏及如圣饼而消。(《保婴撮要·卷十二》)

一小儿腿患之（流注。编者注），肿硬色白，恶寒微食。此脾胃阳气虚，而不能成脓也，非敷贴败毒所能疗。遂用托里散及葱熨法，月余，患处胀痛发热，脓成针之，脓出而安。仍用托里散，肢体渐健。因饮食内作泄泻，忽口噤目闭，自汗手冷，此脾胃虚寒之恶症也。以异功散，内用人参一两，干姜一钱半，灌之尽剂而苏。又以托里散，内用人参五钱，数剂始能动履。却用托里散、大补汤、葱熨法、豆豉饼，半载而愈。(《保婴撮要·卷十二》)

一小儿腿腕间患此（流注。编者注）已半载，肿硬色白，形气俱虚。余先用五味异功散加当归，三十余剂，却佐以八珍汤十余剂；更用葱熨法，肿势渐消，中间一块仍肿。此欲作脓也，当补其血气，俱用托里散为主，异功散为佐，仍用葱熨法，月许针出稠脓。仍用前二药及豆豉饼，三月余而愈。(《保婴撮要·卷十二》)

黄地官子，腿患之（流注。编者注），肿痛发热，以湿毒治之，虚症悉至。余谓：此元气虚弱，外邪乘之也。用十余大补汤、如圣饼而愈。(《保婴撮要·卷十二》)

掌教顾东帆子十余岁，秋间腰腿隐隐牵痛，面色青中兼黑。余曰：青是肝虚，黑是肾虚，当急调补脾肾，否则春间必患流注矣。不信，另用行气破血之药。至夏，腰间没肿五寸许，复来请

治。脉数而滑，按之如无，此元气虚极，而脓内溃不能起也。辞不治，后果殁。(《保婴撮要·卷十二》)

◆ 丹毒

一小儿臂患之（丹毒。编者注），贬出毒血而愈。惑于人言，服护心散，以杜后患，服之吐泻腹胀，患处复赤，手足并冷。余谓此脾胃虚弱，前药复伤，用六君子汤一剂顿愈，又以异功散加升麻、柴胡而痊。(《保婴撮要·卷十一》)

一小儿腿如霞片，游走不定，先以麻油涂患处，砭出恶血，其毒即散，用九味解毒散而安。(《保婴撮要·卷十一》)

一小儿腿患丹如霞，游走不定，先以麻油涂患处，砭出恶血，毒即散；更以金银花散，一剂而安。(《外科发挥·卷六》)

一小儿四肢患之（指头面、胸腹、四肢皮肤色红，游走不定。编者注），外热虽轻，内则大便秘结，此患在脏也。服大连翘饮，敷神效散而瘥。(《保婴撮要·卷十一》)

吴刑部静之子，甫周岁，患丹毒，延及遍身如血染。予用磁锋击刺，遍身出黑血，以神功散涂之，查春田用大连翘饮而愈。(《外科心法·卷六》)

一小儿患此（指头面、胸腹、四肢皮肤色红，游走不定。编者注），砭之而愈，但面赤、作呕、饮冷。余谓：胃经热毒未解。先用仙方活命饮，又用清热消毒散，各一剂而愈。(《保婴撮要·卷十一》)

一小儿患此（指头面、胸腹、四肢皮肤色红，游走不定。编者注），砭之而愈，但作呕不食，流涎面黄。余谓：此脾气虚弱。用异功散加升麻治之，吐止食进；又用补中益气汤，涎收而安。(《保婴撮要·卷十一》)

一小儿患此（指头面、胸腹、四肢皮肤色红，游走不定。编者注），二便不利，腹胀咳嗽，用活命饮加漏芦、木通、麻黄为末，时时热酒调服，二便随通，遍身出汗，诸症顿退，鼻息似绝，气无以动，时或似躁。此邪气去而元气虚也，急用当归补血汤而愈。（《保婴撮要·卷十一》）

一小儿患此（指头面、胸腹、四肢皮肤色红，游走不定。编者注），二便不利，阴囊肚腹俱胀，急用砭法，随以活命饮加漏芦、木通、大黄为末。时用热酒调服至两许，二便俱通，诸症顿退。却去三味，仍前时服而愈。（《保婴撮要·卷十一》）

一小儿患之（指头面、胸腹、四肢皮肤色红，游走不定。编者注），赤晕走彻遍身，难以悉砭，令人吮四肢胸背数处，使毒血各凝聚而砭之。先用活命饮，米酒调二服；又以金银花、甘草节为末，用人乳汁调服渐愈。月余后，两足皆肿，仍砭之，服前药而痊。数日后，两足复赤，或用犀角解毒丸之类，致乳食不进，肚腹膨胀，此复伤脾胃而然也。敷神功散，服补中益气汤加茯苓而痊。（《保婴撮要·卷十一》）

一小儿五岁，忽吐泻，又俄顷胸腹赤色见，遂遍身俱赤。余意其中信石之毒而然，若胎瘤食毒，则无此急速。乃灌冷米醋一杯，吐泻即止，少刻赤渐退，半日始苏，其形尚似死，又用羊血，接其元气而愈。（《保婴撮要·卷十一》）

一小儿因母饮烧酒，其子身赤如丹毒，三日间皮肤皆溃，烦躁发热，饮冷作渴。令饮冷米醋，即日并安，却服金银花、甘草末而愈。（《保婴撮要·卷十一》）

一小儿每停食发赤晕。此脾虚食郁，用清中解郁汤而愈。（《保婴撮要·卷十一》）

一小儿面色皎白，手足常冷，伤食患丹。余谓：此因脾胃虚弱。不信，另用克伐之剂，更吐泻腹痛，吐涎不乳，口舌生疮。此脾胃复伤，而虚寒格阳在外，非实热也。先用六君、干姜，又用五味异功散而愈。（《保婴撮要·卷十一》）

一小儿停食，服通利之剂，患丹作呕腹胀。此脾气复伤也。用补中益气汤、五味异功散而愈。（《保婴撮要·卷十一》）

一小儿患此（指伤食发丹，编者注），服发表之剂，手足抽搐；服惊风之药，目眴痰甚。余谓：脾胃亏损，肝木所胜之虚象，无风可祛，无痰可逐。用六君子汤，一剂而安，再剂而痊。（《保婴撮要·卷十一》）

一小儿患此（指头面、胸腹、四肢皮肤色红，游走不定。编者注），砭之而愈，翌日发搐作呕，手足并冷。此胃气虚而肝木侮之，用异功散加藿香、木香，诸症顿止；又用异功散加升麻、柴胡而痊。（《保婴撮要·卷十一》）

一小儿遍身亦赤，不从砭治，以致毒气入腹，遂不救。此症乃恶毒热血，蕴蓄于命门，遇相火而合起也。如故片者，须砭去恶血为善。如肿起赤色，游走不定者，宜先以生麻油涂患处，砭之以泄其毒。凡从四肢起，入腹者不治。虽云丹有数种，治有数法．无如砭之为善。常见患稍重者，不用砭法，俱不救也。（《外科发挥·卷六》）

一小儿腿上患之（指头面、胸腹、四肢皮肤色红，游走不定。编者注），神思如故，乳食如常。余谓：毒发于肌表。令急砭出毒血自愈。不信，外敷寒凉，内服峻剂，腹胀不乳而死。（《保婴撮要·卷十一》）

◆ **多骨疽**

一小儿患之（指疮疡久溃，脾胃亏损，气血不能营于患处，邪气陷袭，久而筋烂骨腐，骨头脱出的多骨疽。编者注），目睛白多，饮食难化，手足并冷。此禀命门火衰而脾胃虚寒也，先用八味丸、异功散、如圣饼，出碎骨；乃用六味丸、大补汤而愈。若攻疮邪，不固元气，必不活矣。（《保婴撮要·卷十四》）

◆ **瘰疬**

小儿面萎黄，患瘰疬，忽发面色青赤。此脾气虚，木火相搏而为患也。用补中益气汤，佐以柴胡山栀散二剂，加味逍遥散三服，诸症渐退，又以地黄丸而遂痊。（《保婴撮要·卷十》）

一小儿患此（指瘰疬，编者注），服化痰散坚之药，面色赤白，少阳三焦部分见青筋，又目札出泪。此肝胆风热所致，脾土虚而肝木所侮也。先用补中益气汤、柴胡清肝散加芜荑，核渐消，佐以五味异功散加芜荑而愈。（《保婴撮要·卷十一》）

一小儿患此（指瘰疬，编者注），服克治之药，致寒热腹膨。此肝脾疳症。先用五味异功散加柴胡、升麻，佐以九味芦荟丸渐退，又用四味肥儿丸、五味异功散而消。（《保婴撮要·卷十一》）

一小儿患瘰疬，服下毒之药，发热烦躁，口渴作呕。此元气复伤。用八珍汤倍加参、芪、归、术，治之渐安，又用四君、当归、升麻而安。（《保婴撮要·卷九》）

一小儿患瘰疬，服追毒之药，更恶寒发热，手足并冷，右寸脉浮，按之而虚，用益气汤百余剂而稍愈。彼欲速效，另服石膏之类，吐泻昏愦，脉浮大，按之微细，乃变阳气虚寒之恶症也。用人参二两，附子一钱，二剂而苏，数剂而安。更以五味异功散，月余而愈。（《保婴撮要·卷十五》）

一小儿患瘰疬，面赤作渴。余谓：肝肾虚热。用加减八味丸、补中益气汤、六味地黄丸，月余诸症顿愈，佐以九味芦荟丸而愈。

（《保婴撮要·卷十五》）

一小儿患瘰疬，小便频数，两目连札，作呕少食，泄泻后重。用补中益气汤、六味地黄丸渐愈，佐以芦荟丸而痊。（《保婴撮要·卷八》）

一小儿患瘰疬变痉，面青或赤。此脾经血虚而有热也，用八珍汤加柴胡、牡丹皮，热汗渐止；又用十全大补汤，寒热渐止；又用托里散、附子饼而愈。后伤食，服克伐药仍发痉，手足如冰，余用人参理中丸、五味异功散而愈。（《保婴撮要·卷十六》）

一小儿九岁患此（指瘰疬，编者注），面色常青，肿硬不溃，肉色不变，乃伐肝化痰。余曰：当调补肝脾。不信，果虚症蜂起，复请治，仍欲伐肝。余曰：面带青色，肝虚而本色见也；面色变白，肺虚而本色见也；痰涎上涌，脾虚而不能摄也；两目连札，肝血虚而生风也。经云：胃为五脏之本。当先救胃气。遂用五味异功散加升麻、柴胡，元气稍复；乃朝用补中益气汤，夕用五味异功散，佐以九味芦荟丸，面色始黄，而核渐消；又以四味肥儿丸，间服地黄丸、补中益气汤而愈。（《保婴撮要·卷十一》）

一小儿瘰疬兼泻，形气骨立。此肝脾疳症，用异功散三剂，却用蚵蟆丸一服，月余而愈。（《保婴撮要·卷十五》）

一小儿瘰疬泄泻，服分利之剂，小便不利，面黄少食。余谓：因脾肺气虚，不能分布诸脏。朝用益气汤，夕用异功散，诸症悉愈。（《保婴撮要·卷十五》）

一小儿瘰疬泄泻，面青腹胀。审乳母乳头、乳房作痛，盖乳房属胃经，乳头属肝经，乃肝木胜脾土而然耳。儿病正属是经，乃母子同病也。朝用益气汤，夕用六君、升麻、柴胡为主，佐以肥儿丸，母子同服并愈。（《保婴撮要·卷十五》）

一小儿瘰疬作泻，面青腹胀。此脾虚而肝侮也。用异功散为

主，以四味肥儿丸为佐，诸症渐愈。却用肥儿丸为主，异功散为佐而愈。(《保婴撮要·卷十五》)

一小儿脓水淋漓，其核未消，发热憎寒。此肝经气血虚而有热也。用补阴八珍汤为主，间以清肝益荣汤而愈。后复核结，小便赤涩，日晡热作渴，用参术柴苓汤为主，佐以六味地黄丸料加柴胡、山栀及四味肥儿而敛。(《保婴撮要·卷十一》)

一小儿十三岁，久不愈（指瘰疬，编者注），寒热兼作，饮食少思。此肝火炽而脾胃虚也。用益脾清肝散，佐以九味芦荟丸而愈。(《保婴撮要·卷十一》)

一小儿十四岁患此（指瘰疬，编者注），脓水清稀，肌体骨立，晡热盗汗，口干咳痰。此肾水不能生肝木也。用六味地黄丸、补中益气汤，三月余，元气渐复，佐以四味肥儿丸而愈。(《保婴撮要·卷十一》)

一小儿十四岁患瘰疬，因劳心功课，头痛发热，自以为伤风，用姜葱发汗，忽腰背反张，口噤不语，脉浮大，按之如无。此气血虚极而变痉，非破伤风也。灌十全大补汤一剂，良久方苏，又数剂而愈。后又劳复厥冷，汗出如注，良久不省，用前汤加附子五分，一剂而苏。乃去附子，服至三十余剂而愈。(《保婴撮要·卷十六》)

一小儿五岁患此（指瘰疬，编者注），小便白色。此肝脾疳症，用九味芦荟丸、四味肥儿丸而消。(《保婴撮要·卷十一》)

一小儿因乳母肝经有热，耳前后患之（指瘰疬，编者注），用加味逍遥散治其母，其儿自愈。(《保婴撮要·卷十一》)

大尹刘应昌子，患瘰疬，恪用化痰之剂，虚症悉至，殊类惊风，又服祛风至宝丹，小便频数，肢体抽搐，或两目连眨，咬牙，呵欠，或作呕懒食，大便重坠，或泄泻，此土伤而木胜也。用补

中益气汤、六味地黄丸而痊。（《明医杂著·卷之五》）

儒者王文远子，患瘰疬，疾盛发搐，服金石香燥之剂，手足筋挛，此肝血复伤而致急惊风也。遂用加味小柴胡加钩藤、山栀、芎、归一剂，又以六味丸料加五味、麦门煎服而安。（《明医杂著·卷之五》）

一妇人久不作脓（指瘰疬，编者注），脉浮而涩。予以气血俱虚，欲补之，使自溃，彼欲内消，专服斑蝥及散坚之药，气血愈虚而死。（《外科发挥·卷五》）

一女子十四岁，耳下患此（指瘰疬，编者注），服化痰泄气药，前症益甚，诸症并臻。余曰：此肝胆经虚火之症也，前药乃泛扰诸经，无脏不伤者。不悟，仍服之，更四肢发搐，目闭口噤。余曰：此肺经虚，肝木动，而脾土复伤也，当补脾土，滋肺金，养肾水。亦不信，后果殁。（《保婴撮要·卷十一》）

一女子十四岁，患瘰疬，不时出血，面青善怒。余谓：肝胆经气虚，而血不能归经也。欲滋肾水以生肝木。不信，反清热败毒，血不止而殁。（《保婴撮要·卷十五》）

一小儿，生下颈间瘰疬三枚，将期敷药，延及耳前。余谓此禀肝胆二经所致，诊其母肝胆脉尚洪数。余谓：母子一体，治其母，儿自愈。不信，另用必效散一服，吐泻并至，一夕而殁。（《保婴撮要·卷十一》）

一小儿四岁患此（指瘰疬，编者注），泛服软坚伐肝之剂，益甚。余曰：此奈肝经之虚庶，兼乳母郁怒所致，当调补乳母肝脾，滋子之肾水。不悟，仍用前药，以致不起。（《保婴撮要·卷十一》）

张阁老侄孙患此（指瘰疬，编者注），久服化痰削坚之剂，夜热吐痰，时季夏，脉大，按之而涩。余曰：夏月肝症，而见肺

脉，至金旺之时，其病必进矣。至八月疾甚，果不治。(《保婴撮要·卷十一》)

一小儿落草，颈间有疬五枚，审其母素多怒，时常寒热，或乳间作痛，或胁肋微肿。悉属肝胆经症，先用小柴胡汤加当归、芍药，寒热顿透。又用加味逍遥散，母服两月余，其儿亦愈。(《保婴撮要·卷十一》)

◆ **结核**

一小儿耳前后结核，遇惊即痰盛咬牙，抽搐摇头，恪服香燥之药，以致慢惊而卒。(《保婴撮要·卷十一》)

一小儿十一岁，两耳后脑下各结一核，色不变不痛，而面色萎黄，体倦口干，去后不调，用芦荟丸治之，诸症顿愈。(《保婴撮要·卷八》)

一小儿耳后结数核，作痛，左腮青赤。此肝疳积热所致，用四味肥儿丸、柴胡清肝散及五味异功散加柴胡、升麻而消。(《保婴撮要·卷十二》)

一小儿两耳后脑下各结一核，小便白浊，面色萎黄，体倦口干，大便不调，用芦荟丸而愈。(《保婴撮要·卷八》)

一小儿，项结一核，坚硬如疬，面色萎黄，饮食不甘，服托里药不应。此无辜疳毒也，予以蟾蜍丸。(《外科心法·卷六》)

有七岁小儿，颈结二核，时发寒热，日久不愈，以连翘丸治之而消。若患在面臂等处，尤当用此药。若溃而不敛，宜服托里之剂。(《外科心法·卷六》)

一小儿项腋结核，溃而体瘦发热，小便不止。此禀肝胆之精血气虚热而然也。先用加味逍遥散、五味异功散为主，以地黄丸为佐；月余以地黄丸为主，五味异功散加当归、柴胡为佐，诸症

渐愈。又以四味肥儿丸间服而愈。(《保婴撮要·卷十五》)

一男子颈间结核大溃，用栀子清肝散、海藻散坚丸，以清肝火、养肝血、益元气而愈。(《外科枢要·卷二》)

一小儿……毕姻后，腿臂腕间结核，误服行气破血药，腿臂筋挛，肌体消瘦如瘵症。余考绩到京，用地黄丸生肝肾之血，佐以补中益气汤，补脾肺之气而愈。(《保婴撮要·卷十一》)

一小儿……后目连札，颈间耳后结核，用柴胡清肝散、芦荟丸而愈。(《保婴撮要·卷十一》)

一小儿……因食橙橘，二便俱白，拗间结核，亦用前丸（大芦荟丸、四味肥儿丸。编者注）而愈。(《保婴撮要·卷十一》)

一小儿甫周岁，项间结核，两臂反张，索败毒之药。余意此属肝经血燥，询之，果前患惊风，曾服朱砂等药，遂与六味地黄丸，滋其肝血，数服而愈。(《保婴撮要·卷十一》)

一小儿颈间耳下各结核，三岁，久服消毒之剂，患处益甚，元气益虚。诊乳母素郁怒，致肝脾血虚而有热，用加味归脾汤为主，佐以加味逍遥散，母热渐退，却与儿日各数匙，两月余而愈。(《保婴撮要·卷十一》)

一小儿颈间结核，或发寒热，左颊青，额间赤。此案肝心二经之症，用加味逍遥散加漏芦与母服，儿日服半蛤许，两月余，核渐消。后因母怒发热，儿病仍作，先用加味小柴胡汤加漏芦，又用加味逍遥散加漏芦，与母服两月余，母子俱安。(《保婴撮要·卷十一》)

一小儿每受惊，项间结核，发热减食，睡间四肢微搐。此肝木侮脾土也，用五味异功散加柴胡、升麻、钩藤钩随愈。(《保婴撮要·卷十一》)

一小儿五岁，尚饮乳，耳前后颈间至缺盆，以手推寻，其筋结小核如贯珠，隐于肌肉之间，小便不调，面色青黄，形气在痰。此禀母之肝火为患，用九味芦荟丸、五味异功散加山栀、柴胡，与儿饮之，又以加味逍遥散与母服之，寻愈。（《保婴撮要·卷九》）

一小儿项侧结核，痰盛发搐，服金石香燥之剂，手足筋挛。此肝血复伤，即急惊也。遂用加味小柴胡汤加钩藤钩、山栀、芎、归，六味丸料加五味、麦门而痊。（《保婴撮要·卷十一》）

一小儿项间及四肢结核，久溃不敛，形体骨立，大便不调，小便频数。此肝脾疳症，用加味芦荟丸、补中益气汤而愈。（《保婴撮要·卷十一》）

一小儿项间结核，面色萎黄，肌体消瘦，咬牙抽搐，头摇目札。此肝木克脾土也。用六君子汤及九味芦荟丸顿愈。（《保婴撮要·卷二》）

一小儿因惊，项间结核，目札唇动，摇头抽搐。此风木凌于脾土也。用皂角子丸、补中益气汤渐愈，又用九味芦荟丸而痊。（《保婴撮要·卷十一》）

一小儿数岁，脑后并结二核，肉色如故，亦不觉痛，用大芦荟丸以清肝脾，佐以地黄丸补肾水，形体健而核自消。（《保婴撮要·卷八》）

◆ 天泡疮

毛阁老孙，年十余岁，背侧患水泡数颗，发热脉数。此肺胃经风热所致，名曰天泡疮。遂以荆防败毒散加芩、连服之，外去毒水，以金黄散敷之，又四剂而愈。（《外科心法·卷五》）

一小儿患此（指天泡疮，编者注），服败毒之剂，喘嗽唇白。此脾肺之气复伤也。先用补中益气汤一剂，诸症悉退；后加桔梗、

白芷，二剂而愈。（《保婴撮要·卷十二》）

一小儿患此（指天泡疮，编者注），服败毒散，敷寒凉药，呕吐泄泻。犹索败毒散。余佯诺之，却以五味异功散加柴胡、升麻，而吐泻愈，又用柴芍参苓散而疮瘥。（《保婴撮要·卷十二》）

一小儿患此（指天泡疮，编者注），服败毒之药，腹痛泄泻，余意脾气复伤，宜用五味异功散。不信，仍服败毒之药，后果不食，作呕流涎，泄泻后重。余先用补中益气汤，次用五味异功散而愈。（《保婴撮要·卷十二》）

一小儿患此（指天泡疮，编者注），焮赤，恶寒发热，大小便赤涩。此邪在表里之间。遂外敷金黄散，内服大连翘饮子，诸症少愈，更加味解毒散而瘥。（《保婴撮要·卷十二》）

一小儿患此（指天泡疮，编者注），焮痛发热，大小便如常。此邪在表也。挑去毒水，敷金黄散，用荆防败毒散治其表，柴芍参苓散安其里而愈。（《保婴撮要·卷十二》）

一小儿患此（指天泡疮，编者注），焮痛发热，脉浮数，挑去毒水，以黄柏、滑石末敷之；更饮荆防败毒散，二剂而愈。（《外科发挥·卷六》）

一小儿焮赤发热（指天泡疮，编者注），以黄柏、滑石末敷之，饮大连翘汤二剂稍愈，更以金银花散而瘥。（《外科发挥·卷六》）

一小儿患此（指天泡疮，编者注），服败毒散，作渴饮汤，余与七味白术散治之。不信，自服败毒之药，前症益甚，更加呕吐不食，来请治。余曰：呕吐不食，手足并冷，痰喘气促，唇色㿠白，始见虚寒，即当温补，反服攻伐元气之药，虚而又虚，今脾肺败症已见，莫能为矣。辞之，果不治。（《保婴撮要·卷十二》）

一小儿二岁，项间自分娩有一核。余谓：但调治乳母，其儿

自愈。彼欲速效，外涂牡蛎、硝黄之类，内服海藻、蓬术之类，脾胃复伤而殁。(《保婴撮要·卷十四》)

◆ 火疮

冯氏子，患火疮，骤用凉药敷贴，更加腹胀不食。予以人参败毒散加木通、山栀治之，外以柏叶炒为末，麻油调搽，渐愈。尝用煮大汁上浮脂，调银朱涂之，更效。若用凉药，逼火毒入内，多致不救。(《外科心法·卷六》)

◆ 黄水疮

一小儿，头面生疮数枚，作痒，疮痂积累，名曰粘疮也。以枯白矾、黄丹末等分，麻油调搽，更饮败毒散而愈。(《外科心法·卷六》)

毛通府子患此(指黄水粘疮，编者注)，卯关脉青，两目时札，形体困倦。此土虚木旺，当用和肝补脾汤，反服败毒散，前症益甚，更加吐泻不食，遍身发泡。余用前汤，刺泡出水，同绿豆、甘草末，频铺席上，任儿睡卧，后用神效当归膏而愈。(《保婴撮要·卷十二》)

沈尚宝子患此(指黄水粘疮，编者注)，咳嗽恶寒，用大连翘饮，腹胀少食。此表症泻里，致元气复损，非其治也，用补中益气汤而愈。(《保婴撮要·卷十二》)

一女子十四岁，遍身疙瘩，搔破脓水淋漓，发热烦躁，日晡益甚。此血气虚而有热也，用加味逍遥散而愈。(《保婴撮要·卷十二》)

一小儿患此(指黄水粘疮，编者注)，脓水淋漓，寒热作痛，服抱龙丸、败毒散，更加气喘等症。盖气喘发搐，乃肝火乘脾；

咬牙流涎，乃脾气虚寒。遂朝用补中益气汤，夕用五味异功散，外敷立效散而愈。（《保婴撮要·卷十二》）

一小儿患此（指黄水粘疮，编者注），发热惊悸，倦怠面黄，懒食流涎，服清凉之药，更加吐泻，睡而露睛。余谓心脾虚热，用六君、干姜，一剂顿愈，又用异功散、立效散而愈。（《保婴撮要·卷十二》）

一小儿患此（指黄水粘疮，编者注），服抱龙丸之类，汗出喘嗽。此肺气虚而为外邪所乘也，用异功散加桔梗二剂。又伤风发热咳嗽，其疮复甚，用惺惺散一服，外邪顿退，又用异功散而痊。（《保婴撮要·卷十二》）

一小儿患此（指黄水粘疮，编者注），或痒或痛，脓水沥淋，服表散之剂，更恶寒发热，呕吐不食，手足并冷。此病气实而元气虚也。先用异功散加桔梗、藿香而呕吐止，又用异功散而寒热除，用人参消风散而疮愈。（《保婴撮要·卷十二》）

一小儿患此（指黄水粘疮，编者注），作痒发热，脓水淋漓，面青恶寒。此肝火血热，用加味逍遥散稍愈，又用和肝补脾汤而痊。（《保婴撮要·卷十二》）

一小儿所患同前（指黄水粘疮，编者注），服荆防败毒散，加喘嗽腹胀，四肢发搐。此脾肺气虚而肝木乘之。用异功散加柴胡、升麻、桔梗，一剂诸症顿退；又用异功散，二剂而愈。（《保婴撮要·卷十二》）

一小儿，头面患疮数枚，作痒出水，水到处皆溃成疮，名曰黄水疮也。用绿豆粉、松香为末，香油调敷，饮以荆防败毒散而愈。（《外科心法·卷六》）

一小儿溃疡，敷寒凉之药，肌肉不生，脓水不止。余谓：脾气亏损而然。用异功散加升麻、白芷渐愈，又用托里散而愈。

（《保婴撮要·卷十五》）

一小儿患赤游风……后伤风热起疙瘩，搔破出水，或用大麻风药，十指拳挛，脓水津淫。余先用秦艽地黄汤而疮亦痊。（《疠疡机要·中卷》）

一小儿……发热，搔破脓水淋漓，脉浮大，按之无力。此脾胃气虚，不能荣于腠理。朝用补中益气汤，夕用黄芪六一汤而愈。（《保婴撮要·卷十八》）

◆ *瘤*

一小儿头后患之（指瘤，编者注），久不敛，目睛多白。此禀肾虚之症。母子并服六味丸、补中汤，外以六味丸料加鹿茸作饼，热熨患处，每日一次而敛。（《保婴撮要·卷十四》）

一女子腿外臁一瘤寸许，色赤，破而血逆漂甚多，发热作渴。先用当归补血汤，渴热渐愈；又用加味逍遥散，疮口寻愈。（《保婴撮要·卷十四》）

一小儿落草，大腿外股如指尖一块，肉色如常，按之不痛。至数月误触破，出如粉浆，内股焮痛，寒热如疟，手足抽搐如急惊状。此脓水出多，气血虚而内生风也。先用异功散加钩藤钩二剂，又用八珍汤加钩藤钩而安，用托里散而痊。（《保婴撮要·卷十四》）

一小儿九岁，项间患之（指瘤，编者注）。余谓：禀肾肝血燥所致，当滋水生木。不信，另用药破之，脓水淋漓，仍服散坚之药而殁。（《保婴撮要·卷十四》）

◆ *疥疮*

一小儿遍身生疥，挖鼻出血，因肝脾有热，用四味肥儿丸而

愈。后食炙煿，鼻血复出，疮疥复发，先用清胃散二剂，又用四味肥儿丸，月余而痊。(《保婴撮要·卷四》)

一小儿患于（指疮疥，编者注）左耳发际，渐延上头，作痒。此禀肝胆二经热毒，用柴胡清肝散，母子并服而愈。后不戒膏粱复发，脓水淋漓，右颊赤色。此胃经有热，先用清胃散，仍用柴胡清肝散治肝火，母子俱服，又用立效散、牛黄解毒丸而愈。(《保婴撮要·卷十一》)

一小儿腿内股患此（指疮疥，编者注），色赤不愈，发热，面色或赤或青。此禀肾阴不足，而木火炽盛，先用柴胡栀子散以清肝心，后用地黄丸以补肝肾而愈。(《保婴撮要·卷十一》)

一小儿，十岁，患疮疥，久不愈，肌体羸瘦，寒热作时，脑热足冷，滑泻肚痛，眼烂口臭，干渴，爪黑面黧，此肾疳也。服六味地黄丸，更搽解毒散而愈。(《外科心法·卷六》)

一小儿白浊，两耳内耳外生疮……后通身如疥，肌体消瘦，发热作渴，大便酸臭，小便白浊，后用九味芦荟丸、五味异功散而愈。(《保婴撮要·卷八》)

一小儿遍身患疮，似疥作痒，肌体消瘦，发热龈烂，口渴饮水，大便不实。此肝肾之症也。先用地黄丸治之，又用大芜荑汤而愈。后因饮食所伤，其疮复燃，先用四味肥儿丸，后用大芜荑汤而痊。(《疠疡机要·中卷》)

一小儿遍身患疥如疠，或痒或痛，肢体消瘦，日夜发热，口干作渴，大便不实年余矣。此肝脾食积郁火，用芦荟丸，不月而愈。(《疠疡机要·上卷》)

一小儿遍身如疥，或痒或痛，肌体消瘦，日夜发热，口干作渴，大便不调，年余不愈，用九味芦荟丸而愈。(《保婴撮要·卷八》)

一小儿遍身生疮似疥，或痒或痛，脓水淋漓，眉毛脱落，大便酸臭，小便澄白。余谓肝脾之症，先用大芦荟丸，后用四味肥儿丸，诸症渐愈，又佐以五味异功散而瘥。（《疬疡机要·中卷》）

一小儿患此（指疮疥，编者注），大便酸臭，肚腹膨胀，手足时冷。此脾经之症，用五味异功散、四味肥儿丸渐愈。（《保婴撮要·卷十一》）

一小儿母患疮疥，用柴胡栀子散、加味逍遥散而愈。（《保婴撮要·卷十一》）

一小儿嗜膏粱甘味，患疥疮，余谓当禁其厚味，急用清胃之药，以治其积热。不从，乃用敷药以治其外，更肛门作痒发热，疮益甚，肌体骨立，饮食少思。遂用九味芦荟丸、五味异功散加柴胡、升麻，寻愈。（《保婴撮要·卷八》）

一小儿因母食炙煿疮疥复发，其疮疥也复发，母服清胃散、黄连泻心汤，子服一味甘草而愈。（《保婴撮要·卷十一》）

一周岁小儿，先于头患疮疥，渐至遍身，久而不愈。饮四物汤加防风、黄芩、升麻，外搽解毒散，月余而愈。（《外科心法·卷六》）

一儒者善嚏患疥，余以谓腠理不密，外邪所搏，用补中益气汤加白芷、川芎治之，不从。自服荆防败毒散，盗汗发热，作渴焮痛，脓水淋漓，仍用前汤（补中益气汤，编者注）倍加参、芪、五味而瘥。（《疬疡机要·中卷》）

一小儿……出痘后仍患之（指疮疥，编者注），口干饮汤，用五味异功散兼大枫膏而愈。（《保婴撮要·卷十一》）

一小儿患此（指疮疥，编者注），发热饮冷，痰涎上涌。此禀肾虚，用地黄丸料煎服，月余渐愈，又佐以八珍汤而愈。（《保婴撮要·卷十一》）

一小儿患此（指疮疥，编者注），面赤作渴，心脉洪大。此心经之症，内用柴胡栀子散，外用六仙散而愈。后惊悸发热，疥揿作痛，先用导赤散二服，又用柴胡栀子散与子服，母服逍遥散而愈。（《保婴撮要·卷十一》）

一小儿患此（指疮疥，编者注），面黄作渴，大便酸臭，腹胀青筋。此肝脾之症，用五味异功散为主，佐以四味肥儿丸而愈。（《保婴撮要·卷十一》）

一小儿母因食炙煿，仍发（疮疥，编者注），服清胃散、黄连泻心汤而愈。（《保婴撮要·卷十一》）

一小儿嗜甘肥之物患之（指疮疥，编者注），或痒或痛，咳嗽饮冷。此脾胃积热，传于肺经，先用清胃散以治胃热，少用泻白散以清肺火，渐愈。（《保婴撮要·卷十一》）

一小儿患此（指疮疥，编者注），小便频数，左颊青色，或时目札。此肝脾之症也，先用五味异功散加当归、升麻、柴胡，调补脾气；又用九味芦荟丸，清理肝火；末用地黄丸，滋肾水、生肝木而疥愈。后复发，不经意，兼两目生翳、小便频数，大便泄泻。此肝邪侮脾而作也，用四味肥儿丸、五味异功散加芜荑，脾气健而肝病愈。（《保婴撮要·卷十一》）

◆ **皮肤瘙痒**

一小儿患腹痛治愈……毕姻后，寒热往来，患处（指腹部，编者注）作痒，用十全大补汤、六味地黄丸而愈。（《保婴撮要·卷十三》）

一女子十二岁，遍身作痒出水治愈……半载之后，遍身起赤痕，或时眩晕寒热。余曰：此亦肝火炽盛，血得热而妄行。其夜果经至。后因肝经血燥生疮，发热作痒，搔破出水，眉毛脱落。

用大芦荟丸、四物二连汤而热退，用五味异功散、四味肥儿丸而疮愈。（《疬疡机要·中卷》）

一女子十二岁，善怒，遍身作痒出水。用柴胡、川芎、山栀、芍药，以清肝火；用生地、当归、黄芩，以凉肝血；用白术、茯苓、甘草，以健脾胃而愈。（《疬疡机要·中卷》）

一小儿，痘后瘙痒，搔破成疮，脓水淋漓。予用经霜陈茅草为末敷搽，及铺席上，兼饮金银花散而愈。若用绿豆、滑石末敷之亦可，但不及茅草之功为速耳。（《外科心法·卷六》）

一小儿遍身瘙痒起赤晕，后脓水不止。先用归脾饮二剂，又用麻胡散而愈。（《疬疡机要·中卷》）

一小儿痘疮愈后，身痒，脓水淋漓，内热口干，用四君、归、芪及补中益气汤，并六味地黄丸而痊。（《保婴撮要·卷十八》）

一儿作痒发热，以消毒犀角饮，一剂作吐泻，此邪气上下俱出也，毒自解，少顷吐泻俱止，其疹果消。吐泻后，脉见七至，此小儿和平之脉也，邪已尽矣，不须治，果愈。洁古云：癍疹之病，其为证各异。发斒肿于外者，属少阳三焦相火也，谓之癍；小红靥行皮肤之中不出者，属少阳君火也，谓之疹。凡显癍证，若自吐泻者，慎勿乱治而多吉，谓邪气上下皆出也。癍疹并出，小儿难禁，是以别生他证也。首尾不可下，大抵安里之药多，发表之药少，秘则微疏之，令邪气不壅，并令其次第出，使儿易禁也。身温暖者顺，身凉者逆。（《外科发挥·卷六》）

一女子十二岁，善怒，遍身作痒，用柴胡、川芎、山栀、芍药以清肝火，以生地、当归、黄芩凉肝血，以白术、茯苓、甘草健脾土而愈。半载后，遍身起赤痕，或时眩晕，此肝火炽甚，血得热而妄行，是夜果经至。（《女科撮要·卷上》）

一女子十二岁，善怒，遍身作痒，用柴胡、川芎、山栀、芍药以清肝火，以生地、当归、黄芩以凉肝血，以白术、茯苓、甘草以健脾土而愈。半年后，遍身起赤痕，眩晕，此肝火炽甚，血得热妄行，是夜果经至。（《校注妇人良方·卷二十四》）

一小儿遍身瘙痒，或如虫行，内服胡麻散，外敷解毒散，患处皆溃，诚如麻风之症，视其唇或掣动，或两目连札，此肝木乘脾土，用升麻汤煎送泻青丸而渐愈。（《疬疡机要·中卷》）

一小儿痘疮已愈，而犯色欲，遍身作痒，痘痕赤色，气息奄奄，脉洪数无力，左尺为甚，先用大补汤，内用人参五钱，数剂形气稍复，佐以大剂加减八味丸料，又五十余剂而痊。（《保婴撮要·卷十八》）

一小儿，瘙痒，发热，体倦，少食。此脾肺气虚，外邪相搏。先用消风散二剂，随用补中益气汤加茯苓、芍药而愈。（《明医杂著·卷之五》）

一小儿，作痒，发热，用犀角消毒散，顿作吐泻，此邪气上下俱出也。其疹果消，勿药自愈。（《明医杂著·卷之五》）

一小儿，患此（指瘙痒，编者注）作痛，热渴，服发表之剂，其症益甚，形气倦怠，脉浮而数，此邪在经络，误散表而损其真也。用人参安胃散、补中益气汤而愈。（《明医杂著·卷之五》）

一小儿痘后，遍身津淫作痒，此兼因疳为患，用大芜荑汤及蟾蜍丸而愈。后作渴，口中作痛，用蟾蜍丸、人中白散而安。（《保婴撮要·卷十八》）

◆斑疹

小儿面部浮肿，遍身如癣，半年后变疙瘩，色紫作痒。数巴豆等药，皮破出水，痛痒寒热，大便坚硬，脾肺脉洪数而实。先用防风通圣散，以解表里，便利调和；又用四物汤加荆、防、黄芩、柴胡、皂角刺、甘草节，以凉血祛毒，诸症渐退；更以八珍汤加白术、荆、防、角刺、五加皮而愈。后但劳则上体发赤晕，日晡益甚。此属气血虚而有火，用四物汤加丹皮、参、术、柴胡，治之稍退，又用补中益气汤加酒炒黑黄柏、知母，月余痊愈。（《疬疡机要·上卷》）

一室女十四岁，天癸未至，身发赤斑痒痛，左关脉弦数，此因肝火血热，以小柴胡汤加山栀、生地、丹皮治之而愈。（《校注妇人良方·卷四》）

一小儿患斑疹，服发汗之药，烦躁作渴，先用当归补血汤及东垣圣愈汤，诸症渐安。又用八珍汤加麦门冬、五味子而愈。（《保婴撮要·卷九》）

一小儿患癍，色赤作痛，先用升麻葛根汤而减，次用玄参升麻汤而安。（《保婴撮要·卷十二》）

一小儿患癍发热，体倦少食。此脾肺气虚，外邪相搏也。先用消风散二剂，随用补中益气汤加茯苓、芍药而愈。（《保婴撮要·卷十二》）

一小儿患癍发热，用犀角消毒散一剂，吐泻顿作。余曰：此邪气上下俱出矣，勿药自愈。未几果安。（《保婴撮要·卷十二》）

一小儿患癍作渴，发热咳嗽。此邪在表，宜汗之，先用葛根橘皮汤一剂，次用玄参橘皮汤而安。癸丑岁患此症者，余先用葛根橘皮汤散之，若邪去而热未退者加芩、连，热已退者用玄参升麻汤，无不速效。（《保婴撮要·卷十二》）

一小儿患此（指发癍，编者注），作痛热渴，服发表之剂益甚，形气倦怠，脉浮而数。此真气复损而然耳，遂用人参安胃散、补中益气汤而愈。（《保婴撮要·卷十二》）

一小儿患疹，寒热瘙痒，先用消风散治其儿，次用加味逍遥散治其母，两月而愈。（《保婴撮要·卷十二》）

一小儿患疹作痛，发热烦渴，欲服清凉饮下之。诊其脉不实，举指不数，此邪在经络也，不可下，遂用解毒防风汤，二剂而愈。此证小儿多患之，须审在表在里及邪之微甚而治之。王海藏曰：前人云：首尾俱不可下者，何也？曰：首不可下者，为癍未见于表，下则邪气不得伸越，此脉证有表而无里，故禁首不可下也落尾不可下者，为癍毒已显于外，内无根蒂，大便不实，无一切里证，下之则癍气逆陷，故禁尾不可下也。（《外科发挥·卷六》）

一小儿面部浮肿，遍身如癣，半年后变疙瘩，色紫作痒，敷巴豆等药，皮破出水，痛痒寒热，大便坚硬，脾肺脉洪数而实。先用防风通圣散，便利调和；又用四物汤加荆、防、黄、柴胡、皂角刺、甘草节，诸症渐愈；更以八珍汤加白术、荆、防、皂角刺、五加皮而愈。（《疬疡机要·中卷》）

一小儿七日不消（指斑疹，编者注），头痛发热，防其内热，此表邪未解，用葛根麦门冬汤一剂顿解，再剂而痊。（《保婴撮要·卷十八》）

一小儿素面白，患疹作痒，鼻塞流涕，咳嗽不止，用败毒散，脓水淋漓，恶寒喘急，朝寒暮热。余谓肺之气复伤耳，用补中益气汤稍愈，佐以五味异功散而愈。（《保婴撮要·卷十二》）

一小儿因食膏粱醉酒，遍身如癍疹，用消胃散，母子服之而愈。（《保婴撮要·卷十二》）

一小儿因有食积，服克滞之剂，肢体生疮似疥，服消毒之药，发疙瘩，赤色作痒，脓水津淫。余先用五味异功散加柴胡、山栀以补脾胃平肝木，赤痒渐消；又用四味肥儿丸、五味异功散治之而食积愈。（《疬疡机要·中卷》）

◆ 瘾疹

一小儿，瘾疹瘙痒，发热不安，以消风散治之。（《外科心法·卷六》）

又一小儿亦患此（指瘾疹瘙痒，发热不安），咳嗽时呕，以葛根橘皮汤，并愈。（《外科心法·卷六》）

◆ 赤游风

一小儿患赤游风，余先用羌活白芷散二剂，又用加味逍遥散而愈。（《疬疡机要·中卷》）

一小儿患赤游风治愈……又因停食复发，色赤作痛，先用保和丸，后用异功散而消。（《保婴撮要·卷十二》）

一小儿患此（指赤游风，编者注），其色或赤或白，或痛或痒，询之因母食膏粱厚味所致，余用东垣清胃散治其母，牛黄丸治其儿而愈。（《保婴撮要·卷十二》）

一小儿患此（指赤游风，编者注），色赤作痒，脉浮数。此脾胃二经风热也，用人参消风散而愈。（《保婴撮要·卷十二》）

一小儿患此（指赤游风，编者注），嗜膏粱甜味，齿像浮肿，渐至蚀烂，先用清胃散，后以四味肥儿丸，间服而愈。（《保婴撮要·卷十二》）

一小儿患此（指赤游风，编者注），因母郁怒所致，母用加味小柴胡汤及加味逍遥散，儿热止，又以加味归脾汤而愈。（《保婴撮要·卷十二》）

一小儿患此（指赤游风，编者注）作痒，搔破脓水淋滴，寒热往来。此肝经血燥而生风。先用加味逍遥散，肝症顿退，倦怠少食，用异功散、三黄散而愈。（《保婴撮要·卷十二》）

一小儿因母感寒腹痛，饮烧酒，儿遍身皆赤，游走不定，昏愦发热，令乳母时饮冷米醋一二杯，亦以二三滴涂儿口内，周日而愈。（《保婴撮要·卷十二》）

韩氏子，年十四，早丧天真，面红肿如风状，不时举作。或误用病风药，内虚发热，口燥烦渴。甲辰冬邀治，因请教焉。先生（指薛己，编者注）云：此内伤不足，阴火上炎，而类赤游风症也，药宜滋其阴则火自降，补其本则标自退。大经领教，用四君加参、芪四十剂，又用此作丸服斤许，不两月而平复。若从有余治之，则误谬多矣。谨录呈上，乞附药案以惠后之患者。嘉靖丁未仲春门人朱大经顿首拜书。（《疠疡机要·上卷》）

◆ 足肿

一小儿十四岁，面目多白，足跟肿硬寸许，肉色如常，遇劳肿硬宛若一栗，口干面赤。余谓：禀足三阴经虚症。不信，外敷内服皆败毒之剂，翻如熟榴，烦躁时嗽，腹痛泄泻，小便如淋。余曰：此脾肺气虚之恶症也。不信，仍服败毒，更黑睛紧小，白睛青赤，瞳子上看，此肝肾亏损之恶症并矣。余欲救其胃气以滋五脏，又为人所阻，用《千金》消毒散，更加喘，短气恍惚。余曰：恶症并臻，其何能为？或问：恶症既甚，无乃攻毒之晚耶？余曰：邪正不并立，一胜一负，理之自然。胃气虚则邪气实也，其失在于不预补正气，邪气胜则恶症集耳。东垣先生云：但见肿痛，参之脉症虚弱，便与滋补，气血无亏，可保终吉。信斯言也。（《保婴撮要·卷十五》）

一小儿足大指漫肿，上连跗阳，色赤肿甚，右关脉数而有力。此胃经湿热下注也。用活命饮一剂，大指本节后，始发疮头，痛亦稍止，再剂而漫肿悉退，又用消毒散出脓，托里散收敛而愈。

（《保婴撮要·卷十二》）

◆ 阴茎异常

一小儿茎中溃痛，小便秘涩，日晡尤盛……俱属肝火之症……俱用九味芦荟丸而愈。（《保婴撮要·卷九》）

一小儿茎中作痒，不时搔捻，属肝火，用九味芦荟丸，愈。（《明医杂著·卷之五》）

一小儿阴茎作痒，搔破出水，小便赤涩。此禀肝肾阴虚火动，用龙胆泻肝汤清肝经湿热，佐以地黄丸补肾肝阴虚而愈。后乳母恼怒，小便涩滞，两肋肿痛，儿阴复痒，惊搐困倦，用异功散以补脾土，用地黄丸以滋肾肝而愈。（《保婴撮要·卷十四》）

一小儿阴茎作痒，小便频数。此属肝火之症，反服五苓散，颈间结核。余用柴胡栀子散、四味肥儿丸，诸症稍愈，又用虾蟆丸而痊。（《保婴撮要·卷九》）

一小儿阴茎肿痛，腹内一块或作痛，或上攻，小便不调。此禀肝火为患，用龙胆泻肝汤、九味芦荟丸。愈。（《保婴撮要·卷十四》）

王国戚子，未弥月，阴囊患此（指丹毒，编者注），如前治之（大连翘饮，编者注）而愈。（《外科心法·卷六》）

◆ 阴囊异常

一小儿阴囊赤痒，或时如无皮状，两目常闭，服化毒丹益甚。余曰：化毒丹、犀角丸，治脾胃实火之剂，前症案乃肝肾经阴虚也。不信，仍服之，几危。余用六味地黄丸、四味肥儿丸，母服加味逍遥散而痊。（《保婴撮要·卷十一》）

一小儿，生下阴囊赤肿。余谓：禀肾肝阴虚。不信，另用化毒丹之类，前症益甚，更呕吐不乳，手足并冷。此脾胃被伤。先用五味异功散，母用大剂地黄丸料加炒黑黄柏及漏芦，与数剂而消。其时患是症，服化毒丹，敷凉药者，俱不救。（《保婴撮要·卷十一》）

一小儿阴囊赤肿，因乳母怒气及饮酒而发。余审之，因于怒则用加味逍遥散，因于酒则用加味清胃散并加漏芦、干葛、神曲，与母子服之，随愈。（《保婴撮要·卷九》）

一小儿阴囊赤肿，余作胎毒治，痘后发热痰盛等症，诊其母素有郁热，用加味归脾、逍遥二药，子母俱服而愈。（《保婴撮要·卷九》）

一小儿啼哭，阴囊肿大，眼目上翻，赤脉流泪。此肝热内钓，用柴胡清肝散加钩藤钩治之，诸症渐愈，又用钩藤饮而痊。后复发，或用祛病根之药，致乳食日少，肚中胀痛，手足浮肿。余先用六君子、升麻、柴胡数剂，诸症稍愈；又伤乳食吐泻，用平胃散一服即愈。（《保婴撮要·卷三》）

一小儿五岁，小便不利，用五苓散分利淡泄之药，益加不通，小便阴囊渐肿。先君谓前药复损真阴也，用六味丸料加牛膝、肉桂、车前子，佐以补中益气汤而痊。（《保婴撮要·卷八》）

一小儿患此（指囊痈，编者注），肿硬不消，发热作痛，大便不实，饮食无味。此消导过多而脾胃伤也，先用异功散数剂，元气渐复；又用托里散加柴胡、山栀而脓成，针之脓出，发热恶寒。此血气俱虚也，用大补汤加柴胡、山栀，寒热顿止，又数剂而渐愈。后因劳，发热肿痛，用益气汤、托里散，疮口渐敛而愈。（《保婴撮要·卷十四》）

一小儿小便涩滞，阴囊肿痛，寒热。此肝经湿热也，用龙胆泻肝汤而消。但内热倦怠，此兼脾气虚也，用四君、柴胡、山栀、

芎、归而愈。(《保婴撮要·卷九》)

一小儿阴囊赤肿作痛，针而脓出顿安，忽发热作渴。此邪气去而真气虚也，用圣愈汤及八味、柴胡、山栀，将愈。因乳母患怒复作，用加味逍遥散加漏芦与母服，其儿顿愈。(《保婴撮要·卷十四》)

一小儿患此（指囊痈，编者注），大溃痛甚，烦躁饮冷。此余毒尚在，与活命饮二剂量，肿痛顿退；又用四君、柴胡、山栀四剂，诸症悉退，及托里散而痊。(《保婴撮要·卷十四》)

一小儿患此（指囊痈，编者注），溃而肿硬不消，服败毒散，敷寒凉药，肌肉不生，疮口开张，脓清色黯，自汗。余谓：非补脾则肌肉不生。彼欲速效，乃外用生肌散，反助其邪，致生瘀肉，填塞疮口，半载不愈。余用异功散加当归、黄芪三十余剂，又用托里散、隔蒜灸而愈。(《保婴撮要·卷十四》)

一小儿囊痈出血，久不愈，左颊色青赤。此心肝二经风热而血不归经也，先用加味逍遥散、六味地黄丸，清肝热、滋肾水而血止，用托里散而疮愈。(《保婴撮要·卷十四》)

一小儿小便涩滞，肿痛寒热，此肝经湿热也，用龙胆泻肝汤而消。但内热倦怠，此兼脾气虚弱也，用四君子加柴胡、山栀、芎、归而愈。(《保婴撮要·卷十四》)

一小儿阴肿，小便赤涩。此案肝经有热也，用加味小柴胡加漏芦与母服，子日饮数滴，四剂而愈。(《保婴撮要·卷十四》)

一小儿肿痛寒热，用克伐之药，不能成脓，用托里清肝散而脓溃，用托里散而疮敛。后寒热如疟，小便闭塞，用小柴胡汤加山栀、龙胆草、车前子而愈。(《保婴撮要·卷十四》)

◆睾丸异常

刘武库子，睾丸作痛，小便赤涩，寒热作呕，用小柴胡汤加山栀、车前子、茯苓而愈。(《保婴撮要·卷九》)

一小儿睾丸肿硬，小便黄涩，用小柴胡汤加车前子、山栀并芦荟丸而消。(《保婴撮要·卷九》)

一小子禀肝肾虚弱，睾丸常肿，用六味地黄丸料加柴胡，母子并服，两月余而痊。(《保婴撮要·卷九》)

◆下疳

下一小儿下疳溃烂，作痛发热……属肝火之症……用九味芦荟丸而愈。(《保婴撮要·卷九》)

一小儿（患下疳，编者注）肿痛，诸药不应，以小柴胡汤，吞芦荟丸数服，并愈。(《外科发挥·卷七》)

一小儿下疳溃烂，发热作渴，日晡尤甚。此肝疳而脾气虚也。用补中益气汤，后用九味芦荟丸，诸症悉愈。(《保婴撮要·卷十四》)

一小儿下疳溃痛，爪黑面黧，遍身生疥。此肝经内外疮也，用地黄、芦荟二丸而愈。(《保婴撮要·卷八》)

◆杨梅疮

一童子玉茎患之（指杨梅疮，编者注），延及小腹数枚作痛，发热，以小柴胡汤吞芦荟丸，更贴神异膏，月余而安。(《外科发挥·卷六》)

一小儿患此（指杨梅疮，编者注），年余不愈，形体消瘦，日晡尤甚，朝用八珍汤，夕用换肌散，并太乙膏，三月余而愈。

（《保婴撮要·卷十二》）

一小儿十四岁患此（指杨梅疮，编者注），用熏法，肢体面目悉皆浮肿，数日间，遍身皮肤皆溃，如无皮状，脓水淋漓。先用金银花、甘草，煎汤与之恣饮。又为末掺遍身及铺枕席，令儿卧之。半月许，皮肤稍愈，却佐以换肌散而愈。（《保婴撮要·卷十二》）

一小儿因母曾患此症（指杨梅疮，编者注），生下即有，用换肌散，母服五十余剂，子用当归膏调金黄散，随患处敷之，寻愈。（《保婴撮要·卷十二》）

一小儿原有肝疳，后染前症（指杨梅疮，编者注），脓水淋漓，腹胀呕吐，小腹重坠，余欲用补中益气汤，升补中气。不信，仍服消毒之剂，更喘嗽流涎。余谓：脾气虚而肺气弱也。朝用补中益气汤，夕用五味异功散，元气渐复，乃佐以换肌消毒散，寻愈。（《保婴撮要·卷十二》）

一小儿周岁，传染此疮（指杨梅疮，编者注），误熏银朱之药，昏愦不乳，遍身无皮。用绿豆、黄柏，遍掺席上，令儿睡卧，更用金银花、生甘草为末，白汤调服，渐愈。若疮干燥，更用当归膏。误用轻粉者，亦以前药解之。（《保婴撮要·卷十二》）

又一小儿二岁（患杨梅疮，编者注），用熏法，吐痰喘躁，不及治而死。（《保婴撮要·卷十二》）

◆ **便痈**

一女子两拗肿痛，小腹作痒，小便赤涩，发热晡热，月经不调，先用加味小柴胡汤四剂肿渐消，次用诸症渐愈，佐以四味肥儿丸而愈。（《保婴撮要·卷十四》）

一小儿疮势已成，用消毒之药，其肿散漫，自汗发热，恶寒

少食。此气血虚甚也，用大补汤四剂，针之脓出肿消，却用托里散、八珍汤，间服而愈。（《保婴撮要·卷十四》）

一小儿患便痈，误服败毒之剂，亏损元气，不能成脓，余用托里之药溃之而愈。（《保婴撮要·卷十五》）

一小儿患此（指便痈，编者注），服大黄等药，泻而肠鸣，腹肿硬痛，少食。此脾胃复伤而变症也，用五味异功散加升麻、柴胡、木香，饮食渐进。乃去木香，加黄芪、当归，数剂而脓成。又用托里散加皂角刺而脓溃。乃去皂角刺，倍用参、芪而愈。（《保婴撮要·卷十四》）

一小儿患此（指便痈，编者注），肿硬作痛，小便涩滞，先用龙胆泻肝汤，小便顿利，又用活命饮一剂而消。后腹肿赤作痛，此欲作脓也，先用活命饮二剂，杀其大势，却用托里消毒散加柴胡、山栀三剂。以指按之，肿随指复起，此脓已成也，用托里散一剂，翌日针之，脓出肿消，再用托里散而愈。（《保婴撮要·卷十四》）

一小儿患此（指便痈，编者注）久不愈，头重胸满，饮食少思。此脾胃虚弱也，先用补中益气汤加蔓荆子，诸症寻愈；次用八珍汤佐以五味异功散，月余疮口渐敛；仍用十全大补汤而痊。（《保婴撮要·卷十四》）

一小儿溃后惊悸发搐，呵欠咬牙。此心肝二经气血俱虚也。先用补心汤、安神丸，虚症寻愈；再用八珍汤、托里散，肌肉渐生；却用地黄丸而疮口敛。（《保婴撮要·卷十四》）

一小儿两拗痛肿，小便澄白，肢体消瘦，发热眼札，此禀肝火之症，用龙胆泻肝汤为主，四味肥儿丸为佐，又各数服将愈，及用地黄丸而痊。（《保婴撮要·卷十四》）

一小儿两拗肿痛，小便不利，或赤白浊。此系肝火炽而脾气伤也，朝用补中益气汤，夕用地黄丸各数剂而愈。后因过劳，盗汗发热，两拗仍肿，用前药，佐以地黄丸而愈。（《保婴撮要·卷十四》）

一小儿每劳则两拗肿痛，小便白浊，夜间发热。此禀肝火脾虚而元气下陷也。用补中益气汤、清心莲子饮。（《保婴撮要·卷十四》）

一小儿十四岁……误用攻毒之剂，患便痈，肿硬作痛，肉色不变，余用益气汤及大补汤而愈。（《保婴撮要·卷十四》）

一小儿十四岁，每饮食劳倦，随患寒热，两拗肿痛，服大黄之类，发搐口噤，手足并冷，良久少苏。余用大剂补中益气汤数剂而安，又二十余剂而肿痛愈。（《保婴撮要·卷十四》）

一小儿十四岁，每饮食劳倦，则恶寒发热，两拗患肿，余用益气汤而愈。彼惑于人言，乃服大黄之类，发搐口噤，手足并冷，良久少苏。余用大料益气汤数剂而安，又用二十余剂而愈。（《保婴撮要·卷十四》）

一小儿阴囊时肿。余谓：胎禀肝火。不信。后患便痈，溃后，小便淋沥，或时澄白。此肝火为患，溃久肝气虚弱，而小便如斯也。盖虚则补其母，肾为肝之母，用地黄丸滋肾水以补肝，渐愈。因功课劳心兼怒，不时寒热，小便如淋，用加味逍遥散而寒热止，却用地黄丸为主，佐以四味肥儿丸而愈。（《保婴撮要·卷十五》）

一小儿肿痛色赤（指便痈，编者注），寒热似疟，小便不通。此肝经湿热，用龙胆泻肝汤一剂，小便清利，寒热顿除。又用加味逍遥散加龙胆草二剂，肿痛悉退而愈。（《保婴撮要·卷十四》）

一小儿脓成不溃（指便痈，编者注），误用大黄之类以下脓，泄泻不止，肿硬色白，腹痛欲呕，手足并冷。此脾气虚而复伤也，用异功散加升麻、姜、桂，四剂，乃去姜、桂加归、芪，二十余

剂，脓溃而愈。（《保婴撮要·卷十四》）

一小儿便痈久不愈，泄泻面黄，手足时冷，小腹重坠。此脾气虚弱下陷之恶症也。朝用益气汤，内人参五钱，白术二钱；夕用异功散，内人参三钱，白术二钱；更以人参二两，煎汤代茶，两月余而愈。至十七岁毕姻后，患便痈泄泻，手足并冷几危。余谓：命门火衰。用八味丸、益气汤而愈。（《保婴撮要·卷十五》）

一小儿溃后咬牙呵欠，寻衣捻物。此肝经气血虚也。先用八珍汤加钩藤钩、五味子，诸症顿愈，又用托里散及八珍汤而痊。（《保婴撮要·卷十四》）

一小儿患此（指便痈，编者注），肿硬色白，形气俱虚。余谓：常补脾胃则肿硬自消。不信，乃以铜器压之及敷山药，内服伐肝之药，遂致不起。夫，铜，金也，山药属金，金能制木，肝经有余之症当用之。今不足之症，宜滋肾水而反克之，不起宜矣！治者不可不察。（《保婴撮要·卷十四》）

一小儿患此（指便痈，编者注），肿硬作痛，自汗盗汗，体倦少食。此禀虚弱也，非补元气不能化腐成脓，非补脾胃不能生肌敛口。彼嫌迁缓，另用万金散，毒从大便出而内消。一服咽下，连泻数次，皆饮食。再服泻下鲜血，遍身皆青。余曰：此阴阳二络俱伤也。辞不治。经云：阳络伤则血外溢，阴络伤则血内滋。信然。（《保婴撮要·卷十四》）

一小儿溃后肿硬（指便痈，编者注），肌肉不生，疮口不敛。余欲滋其化源以生肝血，不从，仍伐肝清热，以致元气日虚，恶症蜂起而殁。夫肺者肾之母，脾者肺之母，今既不滋肺肾以生肝木，又伤脾土以绝肺肾之化源，其不死者鲜矣！（《保婴撮要·卷十四》）

一小儿十四岁……毕姻后复患此（指便痈，编者注），服穿山甲、大黄之类，元气益虚，肿硬如石。外敷大黄、朴硝，虚症蜂起。余用葱熨法、豆豉饼及前二剂，虽愈，终以不谨，变瘵症而殁。（《保婴撮要·卷十四》）

◆ **痔疮**

一小儿……后因乳母志怒，胸胁作痛，频饮糖酒，儿病复作（指痔疮，编者注）发搐，母先服加味小柴胡汤二剂，次服加味逍遥散，儿服四味肥儿丸而愈。（《保婴撮要·卷十四》）

一小儿肛门肿痛，大便不通，服大黄之药，肿痛益甚，虚症并作，仍欲攻疮。余曰：此因脾气复伤而然也。用异功散加升麻、柴胡为主，佐以加味槐角丸，肿痛渐退。又用黄连解毒汤而出脓，用秦艽苍术汤而疮愈。（《保婴撮要·卷十四》）

一小儿患痔，赤肿作痛，用黄连解毒汤而痛止，又用托里清肝散及加味槐角丸而疮愈。（《保婴撮要·卷十四》）

一小儿十二岁……后饮烧酒，前症（指痔疮，编者注）复发，遍身色赤烦躁，饮冷醋半钟，赤热悉退，肿痛顿减。（《保婴撮要·卷十四》）

一小儿十二岁，不戒厚味醇酒，不时作痛（指痔疮，编者注），或大便秘结，小便涩滞，用龙胆泻肝汤治之而安。（《保婴撮要·卷十四》）

一小儿因饮食停滞，发热患痔，大便不利，肿痛寒热，不时发搐。此脾气伤而肝乘之也，先用保和丸末二钱，以柴胡、山栀汤调服，食消搐止；又用四味肥儿丸，数服而愈。（《保婴撮要·卷十四》）

一小儿痔疮，不时肿痛，服加味槐角丸而愈。至十四而复作，发热体倦，肛门坚肿，用地黄丸、八珍汤，坚肿渐消，血气渐

愈。或间止药饵，劳役不节，诸症仍作，用前药随愈。(《保婴撮要·卷十四》)

一小儿，生下有痔疮，三岁后作痛，服化毒丹、犀角丸，以治大肠之火，更腹痛作泻，咬牙呵欠。仍欲治火。余曰：呵欠咬牙，属肝经之症。《内经》云：因而饱食，筋脉横解，肠澼为痔。此奈肝火为患。儿服地黄丸，母服逍遥散加漏芦而愈。(《保婴撮要·卷十一》)

◆ 肛门肿痛

一小儿肛门肿痛，出血水，年余未愈，忽吐血便血，皆成紫块。此肠胃积热，用《圣济》犀角地黄丸顿止。更用金银花、甘草为末，白汤调服，半载而痊。(《保婴撮要·卷八》)

一小儿因乳母食炙煿之物，肛门肿痛，用清胃散母子并服，子又服四味肥儿丸而愈。(《保婴撮要·卷十四》)

◆ 脱肛

一小儿患痢脱肛，色赤或痛，用补中益气汤送香连丸而愈。后伤食作泻，肛复脱不入，仍用前汤，更以蓖麻仁研涂顶门而愈。(《保婴撮要·卷八》)

一小儿痢后脱肛，饮食少思，面色青黄。余谓：脾土亏损，肝木所胜也。不信，另服消导克滞之剂，腹痛膨胀，倦怠作呕。余曰：脾气虚甚矣。又不信，恪服前药，腹益胀重坠，四肢浮肿。复请治之，仍欲克滞。余曰：腹胀重坠，脾气下陷也。先用五味异功散加木香，四剂，更手足冷；又加干姜，四剂而腹胀诸症渐愈。后因饮食过多，作泻脱肛，用补中益气汤加木香及五味异功散而愈。(《保婴撮要·卷八》)

一小儿痢久脱肛，目睛多白，面色渐黄，余用补中益气汤、六味地黄丸，调补脾肾而痊。（《保婴撮要·卷八》）

一小儿脱肛，用寒凉之药，肢体倦怠，饮食少思，肛门重坠。此脾气虚而中气下陷也，用补中益气汤加酒炒芍药、白术、茯苓而瘥。（《保婴撮要·卷八》）

一小儿脱肛，杂用除湿祛风收涩等药，面黄体倦，少食便血，余欲升补脾气以摄其血，反服四物、槐花之类，而血亦甚，更加作呕。余先用四君、木香治之，形气渐充，便血顿止。又用补中益气汤，更以蓖麻仁涂顶心而愈。（《保婴撮要·卷八》）

一小儿脱肛半载，侵晨便泄，两目白多，用升补脾气之剂，不应。余曰：肾开窍于二阴，此属肾虚也。用四神、地黄二丸及补中益气汤，月余而愈。（《保婴撮要·卷八》）

一小儿小便先频数涩滞，次下痢脱肛，久而不愈，余以为禀赋肾虚，用六味地黄丸寻愈。（《保婴撮要·卷八》）

一小儿因咳嗽，服化痰等药，或作或彻；服滚痰丸，更吐泻，手足指冷，眉目发搐，肛门脱而不赤。余朝用补中益气汤，夕用六君子汤治之，诸症渐愈。但脱肛未入，恪服补中益气汤而愈。（《保婴撮要·卷八》）

◆ 肛门瘙痒

一小儿肛门连阴囊痒，出水滴淋。属肝经湿热也，用龙胆泻肝汤、九味芦荟丸治之并愈。（《保婴撮要·卷八》）

一小儿肛门作痒，耳前后结小核如贯珠，隐于肌肉之间，小便不调，面色青。此察母之肝火为患，用九味芦荟丸为主，佐以五味异功散加山栀、柴胡，又以加味逍遥散加漏芦与母服之而愈。（《保婴撮要·卷八》）

一小儿肛门作痒，误以为痔，服槐角丸等药，肢体消瘦，鼻下湿烂，下唇内生疮。此虫食下部也，先用化虫丸二服，乃用五味异功散四剂，却用大芜荑汤、四味肥儿丸而瘥。（《保婴撮要·卷八》）

一小儿嗜甘肥，肛门作痒，发热作渴，杂用清热之剂，腹胀少食，鼻下生疮。余谓：脾胃湿热生虫也。不信，后下唇内生疮，先用四味肥儿丸，诸症渐愈，又用大芜荑汤治之而瘥。（《保婴撮要·卷八》）

◆ 腹痛

一小儿腹痛肿痛，大便不通，脉洪数而有力，两寸关为甚。此表里俱有邪也，用大连翘饮去大黄一剂，大便顿通；再用活命饮一剂，诸症顿退；又用清热消毒散而消。（《保婴撮要·卷十五》）

一小儿腹中作痛，肉色不变三月矣。诊其脉滑数而有力，此腹痛内溃也。用托里散，大便出脓甚多，乃用薏苡仁汤及托里散而愈。（《保婴撮要·卷十三》）

一小儿腹中作痛，时或汗出，身皮甲错，小便如淋，脉滑数，脓已成也。用大黄汤一剂，下脓甚多，又用薏苡仁汤而瘥。（《保婴撮要·卷十四》）

一小儿患此（指腹痛，编者注），漫肿微痛，肉色不变，面色萎黄，饮食少思。此脾气虚而食积内热也。用五味异功散加升麻、当归，及如圣饼，其肿渐消，又用托里散而愈。（《保婴撮要·卷十三》）

一小儿患此（指腹痛，编者注），脓成不溃，面色黄白，恶心少食，发热恶寒，大便不实。此脾胃虚弱也。先用六君、升麻、柴胡，诸症渐退，饮食渐进；又朝用益气汤，夕用异功散而溃；

又用八珍汤而愈。(《保婴撮要·卷十三》)

一小儿患此（指腹痛，编者注），肿痛寒热，活命饮未二服肿痛顿止；用托里散、如圣饼，而肿渐消；又用神效散及托里消毒散，数剂而痊。(《保婴撮要·卷十三》)

一小儿患此（指腹痛，编者注）而溃，肿不消，恪服败毒之药，饮食少思，脓清发热。余谓：脾胃之气复伤。不信，仍行气清热，肿痛益甚；服消导化痰之药，腹胀作泻。余先用异功散加升麻、柴胡、木香，佐以二神丸，二十余剂，诸症渐愈；乃用异功散加当归、黄芪，元气渐复；却用八珍汤，内芍药炒黄数剂，改用托里散而愈。(《保婴撮要·卷十三》)

一小儿患之（指腹痛，编者注），内溃作渴，饮食少思。属元气虚弱。先用托里消毒散四剂，脓溃而发热恶寒，肢体倦怠。此邪气去而真气虚也。用八珍、升麻补之稍愈，又用托里散、异功散间服而痊。(《保婴撮要·卷十三》)

一小儿……毕姻后，患腹痛，脓清不敛，朝寒暮热，用益气汤、八珍汤各百余剂而愈。(《保婴撮要·卷十五》)

一小儿背患疮……次年腹患痛，焮肿作痛，大便不通，其热虽剧，悉属形病俱实，用活命饮加硝、黄一剂，大便即通，肿痛顿止，又用清热消毒散而痊。(《保婴撮要·卷十五》)

一小儿腹痛，淡而肿痛益甚，饮食少思。此脾胃复伤之恶症。先用五味异功散加木香，诸症渐愈。乃用异功散加当归、黄芪，元气渐复，又用八珍汤、托里散而愈。(《保婴撮要·卷十五》)

一小儿腹痛，敷寒凉之药，腹胀吃逆，手足并冷。此脾胃复伤而虚寒也。用回阳汤、抑阴散，诸症渐退；用托里散而溃，八珍汤而愈。(《保婴撮要·卷十五》)

一小儿患腹痛，溃而脓清不敛，面色青黄。余谓：肝木侮

脾土。用六君、柴胡、升麻及补中益气汤之类而愈。（《保婴撮要·卷十五》）

一小儿患腹痛，小便不利，大便干实。此形病俱实，先用八正散二剂，二便随通，又用加味清胃散二剂，再用仙方活命饮一剂而痊。（《保婴撮要·卷十五》）

◆外伤

一小儿脑侧近耳被伤，寒热作痛，溃后不敛，恪服止痛清热之剂。余曰：寒热作痛，因肝经气血虚也；溃而不生肌肉，脾经气血虚。遂用地黄丸、异功散加归、芪，诸症渐愈，又用托里散而敛。（《保婴撮要·卷十六》）

一小儿被伤（指脑骨伤损，编者注），手中发搐，顿闷咬牙，饮食不思。此肝经血虚，火动生风，脾土受侮而然耳。用地黄丸、异功散，诸症渐退，用八珍汤、托里散疮渐愈。（《保婴撮要·卷十六》）

一小儿被伤（指脑骨损伤，编者注），面青懒食，时作腹痛，以手按腹却不痛，余以为脾气内伤而然。不信，妄服攻血之药，果吐泻作呕，手足并冷。余先用六君加柴胡、升麻、生姜，又用托里散、异功散而愈。（《保婴撮要·卷十六》）

一小儿伤脑，出血过多，发热烦躁，肉瞤筋惕，殊类风症，欲作风治。余曰：无风可祛，无汗可发，法当峻补其血。遂用圣愈汤二剂而安，又用养血之剂而愈。（《保婴撮要·卷十六》）

一小儿伤脑骨，出血肿痛，恶寒少食，睡中发搐。先用异功散，饮食渐进；又用逍遥散，发抽顿止；再用归脾汤，母子并服而愈。（《保婴撮要·卷十六》）

一小儿伤脑肿痛出血，外敷花蕊石散，内用八珍汤而安。后

揭疮痂出血碗许，手足发搐，寒热痰盛。此血虚兼惊，肝火内动而生风也。令服地黄丸及加味逍遥散而愈。（《保婴撮要·卷十六》）

一小儿跌伤面肿，连唇颊出血，焮痛发热。以花蕊石散敷之，血止痛定；次用当归补血汤，而发热顿止；又用加味逍遥散、八珍汤而溃，托里散而敛。（《保婴撮要·卷十六》）

一小儿舌断半寸许，敷洪宝丹，服四物加柴胡，痛定血止；次服四君加柴胡、山栀，月余而舌自完。（《保婴撮要·卷十六》）

一小儿唇伤，肿痛发热，服清热止痛之剂，连泻二次，眉目搐动；服祛风等药，手指俱冷，手足搐动。余谓脾土被肝木所侮，用异功散加升麻、柴胡、半夏，手温而搐止，仍用前药，佐以托里散而愈。（《保婴撮要·卷十六》）

一小儿伤唇出血，发搐目直，用柴胡栀子散一剂，其搐稍定，但伤处焮痛，外敷洪宝丹，内服逍遥散而愈。（《保婴撮要·卷十六》）

一小儿唇伤出血不止，以药止之，唇面肿大。揭去其药，出血甚多，肿亦顿消。用托里之剂及当归膏，患处溃而愈。（《保婴撮要·卷十六》）

一小儿伤指，敷凉药肿至手背，脓出清稀，饮食少思。此血气虚弱故也。朝用异功散，夕用托里散，脓水渐稠，患处红活，又用八珍汤而愈。（《保婴撮要·卷十六》）

一小儿闪臂肿痛，发热恶寒，饮食少思。余谓：脾胃气虚而壅肿也。朝用补中益气汤，夕用五味异功散，间服八珍汤，三月形气渐充而愈。（《保婴撮要·卷十六》）

一小儿伤臂出血作痛，面色青赤。此因惊而肝火动也。先用柴胡清肝散，血止痛减；次用托里消毒散，患处渐溃；又用托里散而愈。后因其母多食膏粱之味，又恶寒发热，肿痛色赤，误服败毒之药，口噤流涎，手足并冷。余谓：脾胃复伤而虚寒也。先用六君子汤加姜、桂数剂，而元气渐复；又用五味异功散，月余而疮口敛愈。(《保婴撮要·卷十六》)

一小儿因跌伤臂出血，腹痛恶食呕吐，发搐咬牙。此因惊骇停食，肝火内动，而侮于脾也。先用保和丸二服，呕吐腹痛悉止；又用异功散加柴胡、山栀，发搐咬牙亦愈；却用托里散，患处溃而悉痊。(《保婴撮要·卷十六》)

一小儿伤手，肿不消，日出脓水少许，饮食不思，发热恶寒，面色萎黄。此脾胃气虚也。朝用补中益气汤，夕用五味异功散加升麻，月余渐愈。因饮食停滞，服克伐之剂，患处漫肿，更作呕恶寒。余谓：脾胃复伤。用六君子汤加升麻、柴胡治之而愈。(《保婴撮要·卷十六》)

一女子十四岁，修指甲误伤焮痛，妄敷寒凉及服败毒之药，遂肿至手背，肉色不变。余先用内消托里散，手背渐消；次以托里散为主，八珍汤为佐，服两月余而愈。其时有同患，误伤成疮，不固元气，专攻其伤者，俱致不起。(《保婴撮要·卷十六》)

一小儿伤指出血过多，遂至昏愦，口噤手撒时搐。此气虚血脱也，用独参汤数剂而安，又用五味异功散及托里散而愈。(《保婴撮要·卷十六》)

一小儿胁伤，脓清不敛，寒热作渴。余朝用补中益气汤培益脾气，夕用六味地黄丸滋补肝血渐愈，却用托里散、异功散，而肌肉自生。(《保婴撮要·卷十六》)

一小儿伤腹出血，发热烦躁，先用当归补血汤而安，却用圣愈汤，患处顿愈，又用托里散、八珍汤而痊愈。(《保婴撮要·卷十六》)

一小儿伤腹，发热作呕嗽痛。外敷内服皆止痛清热之剂，日晡益甚。余谓：脾经气血益虚。朝用补中益气汤，夕用四物、参、芪、归、术，诸症渐愈，乃用托里散，疮口自敛。(《保婴撮要·卷十六》)

一小儿持碗跌仆，腹破肠出，即纳入以麻线缝完，敷花蕊石散而愈。(《保婴撮要·卷十六》)

少参王阳湖孙，八岁，伤股骨，正体科续之。余视其面，青而兼黄，口角微搐动，此乃肝木侮脾症也。且气血筋骨皆资脾土而生，但壮脾气，则所伤自愈。遂用六君子汤加钩藤钩、当归，三十余剂，诸症悉愈。(《明医杂著·卷之五方》)

一小儿伤阴茎，出血作痛，寒热发搐，咬牙顿闷，唇口牵动，手足时冷，欲用破伤风药。余谓：出血诸症，肝经主之；唇动诸症，肝木侮脾土也。遂用异功散加升麻、柴胡、天麻，治之顿愈。(《保婴撮要·卷十六》)

一小儿阴茎被伤断而皮相连，寒热作痛，血出不止。余谓：急当剪去，调补肝肾二经，则热自安，痛自止矣。遂用补中益气汤加麦门、五味子则愈。(《保婴撮要·卷十六》)

一小儿阴囊被伤，肿痛不愈，朝寒暮热，饮食少思。余谓：脾胃复伤之症，当用参、术、归、芪等药治之。不信，别用清热之药，果作泻欲呕，手足并冷。余先用六君加柴胡、升麻而渐愈，又用异功散加柴胡、升麻而痊愈。(《保婴撮要·卷十六》)

一小儿被竹蔑伤破阴囊，出血甚多，腹痛发搐，咬牙流涎七日矣。气口脉大于人迎二三倍，此因惊停食也，切忌风药。余用五味异功散加柴胡、钩藤钩而安。凡伤损之症，小儿患之，多有夹惊夹食者，夹食则气口脉大于人迎，或作呕吐吞酸，腹痛泻秽等症。夹惊则左关弦洪而软，作顿闷咬牙，目直项急等症。日

久不治，若成破伤风疾，则祸在反掌之间矣。(《保婴撮要·卷十六》)

一小儿伤臁，青肿不消，面色萎黄，仍欲行气破血。余谓：此因脾气复伤，血滞而不行也。不信，乃服破血之剂，饮食不进，寒热如疟。余朝用补中益气汤，夕用八珍汤及葱熨法而愈。(《保婴撮要·卷十六》)

一小儿因跌伤胫，漫肿作痛，肉色如故，服破血流气之药，反增腹痛，以手按之则痛少止。余谓：此因脾胃虚弱，误服破血流气之剂而然，非瘀血也。未几，患处肿消色黯，饮食不入，腹痛尤甚，手足厥冷。余用人参一两，附子一钱，数剂，脾胃渐复，饮食渐进，患处肿痛，肉色变赤。盖始因元气不足，不能运及，故肿消而色黯。服药之后，元气渐充，故胫肿而色赤也。次用大补汤、托里散，三月余而愈。(《保婴撮要·卷十六》)

一小儿闪足骨痛，肉色如故，频用炒葱熨之，五更用和血定痛丸，日间用四君、芎、归，数剂后用地黄丸，三月余而捷。盖肾主骨，故用地黄丸以补肾也。(《保婴撮要·卷十六》)

一小儿十四岁，闪足腕间，用败毒之剂，肿硬色黑。余谓：此元气虚而外寒凝滞也。用回阳膏、六君、肉桂十余剂，肿黯渐消；又用冲和膏、托里散，余毒渐软；又佐以大补汤，针之出清脓甚多，即恶寒发热，此阳随阴散而气虚也，用六君加肉桂、参、芪各二钱，寒热顿止；却用八珍汤、托里散、豆豉饼而愈。(《保婴撮要·卷十四》)

一小儿伤足成疮，外敷寒凉药，内服败毒散，久不溃腐。余谓：至阴之处，血气罕到，又服克伐之剂，所以难腐也，虽腐而不能敛也。遂用托里散加肉桂数剂，稍知痛而色渐赤，减桂又数剂而溃。因饮食过多，连泻二日，乃用五味异功散加升麻、柴胡

而泻止，仍用托里散而愈。(《保婴撮要·卷十六》)

一小儿伤足，内溃成脓，食少恶心。此脾胃气虚而成痰也。用六君子汤，饮食顿进，脓亦外泄。但体倦晡热，朝用补中益气汤，夕用五味异功散，及间服八珍汤而悉愈。后因饮食失宜，发热，患处大溃出脓，口噤振颤，或瘈疭流涎。余谓：胃气虚肝火内动。用独参汤四剂，仍如前；朝服补中益气汤，夕服五味异功散加柴胡、升麻，元气渐复，佐以托里散而疮敛。(《保婴撮要·卷十六》)

一小儿伤足溃腐，肉白不敛。此脾胃亏损而血气不能达于患也。先用五味异功散助其胃，次用十全大补汤益其营，月余而愈。(《保婴撮要·卷十六》)

嘉兴王一山女七岁，因跌伤腿膝，两膝肿溃，面色青洁，左关无脉。余谓：惊则气散，而风热郁滞于肝，故其脉隐伏。用四君、升麻、柴胡、钩藤钩，一剂脉至随愈。(《保婴撮要·卷三》)

◆ 犬咬伤

一小儿素怯弱，犬咬出血，恶寒发热，过服斑蝥之药，殊类破伤风，与玉珍散敷之，服十全大补汤，倍加钩藤钩而愈。(《保婴撮要·卷十六》)

一小儿犬咬出血，抽搐痰盛，敷玉珍散、服抱龙丸而愈。(《保婴撮要·卷十六》)

◆ 烧伤

一小儿火伤，两臂焮痛，大便不利，小便赤涩。此火毒蓄于下焦也，用生地黄、当归、芍药、木通、山栀、赤茯苓、生甘草，一剂二便调和而痛止。更以四物加山栀、参、芪、白芷、甘草，

而坏肉腐，又数剂而新肉生。(《保婴撮要·卷十四》)

一小儿火伤足胫，专用败毒之剂，脓水淋漓，日晡肿胀。此脾虚下陷也，用补中益气汤及八珍汤而愈。(《保婴撮要·卷十四》)

一小儿火伤臀间，误用生肌散，阴囊溃脱，久而不愈，此助其药毒而然也。余用当归膏及四君子加芎、归，旬余肉生而痊。(《保婴撮要·卷十四》)

一小儿火伤其足，用冷水浸之，肿痛益甚。服败毒药，肉死不溃。此脾胃气伤而血滞也。用六君子加芎、归而愈。后因劳役寒热，以八珍散加升麻、柴胡、白芷而痊。(《保婴撮要·卷十四》)

◆ 烫伤

一小儿沸汤伤腿，搽药结痂，难于屈伸，痛不可忍，用四物加白术、茯苓，及当归膏而愈。(《保婴撮要·卷十四》)

一小儿热汤伤足，久不愈，脓水清稀，口干足热，患处肿黯，晡热盗汗，肢体骨立。此禀肾气虚弱，寒药伤脾而然。用益气汤、地黄丸三月余，佐以托里散、如圣饼而愈。(《保婴撮要·卷十四》)

◆ 冻疮

吴举人幼女、因冻伤两足，至春发溃，指俱坏，遂去之，服以大补药而愈。(《外科心法·卷五》)

一女子数岁，值严寒北上，因失所恃，而足受冷，侍婢用热汤泡之。至春月房中秽气，其父觉之，脱袜方见十指俱烂，但未堕耳。余用托里之剂助其阳气，溃脱以保其生。(《保婴撮要·卷

十四》）

一小儿仲冬严寒，两耳受冻，不知痛痒。令人以热手徐徐频熨，内用温补脾气之剂，及敷白蔹散而愈。（《保婴撮要·卷十四》）

一少儿扑伤足跌少许，遂成冻疮，作痛不止，用火烘之肉死，至春足脱，脓水淋漓，不能收敛而殁。此症若能调养脾胃，使元气不伤，则肌肉自生，岂至于死哉！（《保婴撮要·卷十四》）

一小儿七岁，冬间足指冻痛，用烧汤浸洗，至春溃脱，疮口不敛，足跌肿痛。余谓：此元气虚弱，须补胃气以生肌肉。不信，乃用寒凉消毒之剂，肿消黑色，自以为愈。余曰：此脾胃虚极，元气不能运及患处也。后两腿羸细而殁。（《保婴撮要·卷十四》）

◆ 骨折

一小儿跌伤，臂骨出骱，翌日接入，肿痛发热不食，用葱熨法其痛即止；又用六君、黄芪、柴胡、桔梗、续断、骨碎补，而食进肿消；又用补中益气汤加麦门、五味，数剂热退而愈。（《保婴撮要·卷十六》）

一小儿折臂出血过多，发躁作渴，面目色赤，脉洪大而数，按之无力。此血脱发躁也，服当归补血汤而安。遂令正体科续接，服接骨丹。翌日睡而惊动，此血尚虚也。盖血生于气，乃用五味异功散加柴胡、升麻、当归而安。后手足微搐，眉唇微动，此血虚而肝火内动也，用四君、芎、归、钩藤钩、柴胡渐愈，却用托里散、八珍汤而痊愈。血脱发躁，若用四物之类，复伤脾气，多致不救；误设白虎汤，其危尤速。（《保婴撮要·卷十六》）

一小儿臂骨出骱接入，肿痛发热，服流气等药益甚，饮食少思。余以葱熨之，其痛即止。以六君、黄芪、柴胡、桔梗、续断、

骨碎补治之，饮食进而肿痛消。又用补中益气加麦门、五味治之，气血和而热退，愈矣。(《正体类要·上卷》)

◆ 月经先期

一女子十四岁，发热作渴，月经先期，睡中咬牙。此肝脾二经虚热也，用加味逍遥散而安。后因怒，前症俱作，用柴胡栀子散而瘥。(《保婴撮要·卷五》)

一女子十四岁，自汗寒热，月经先期。余谓：肝火血热。用加味逍遥散、地黄丸而痊。后因怒，经行不止，自汗盗汗，先用加味小柴胡汤，次用加味逍遥散而愈。(《保婴撮要·卷十》)

◆ 经行后发热

一女子年十四，患注夏，经行之后，发热晡热，烦躁作渴，面赤，脉洪大，按之如无。此血脱发躁，先用当归补血汤四剂，又用八珍汤而安。(《保婴撮要·卷九》)

◆ 目赤

一小儿自生后两目赤肿，或作痒，或生翳。此胎禀肝火，用芦荟丸、六味地黄丸而痊。(《保婴撮要·卷八》)

一小儿眼赤痛，服大黄之药，更加寒热如疟。余谓：脾胃复伤。用四君、升麻、柴胡、炮姜、钩藤钩而寒热愈。又用补中益气汤，间服而目疾痊。(《保婴撮要·卷四》)

一小儿眼素白或青，患眼赤作痛。服降火之剂，眼如血贯，脉洪大或浮缓，按之皆微细；用十全大补汤加柴胡、山栀数剂，外症渐退，而脉渐敛；又数剂而愈。(《保婴撮要·卷四》)

◆ 目不能开

一小儿十四岁，毕姻后，因唾痰头晕，恪服清痰理气之药，忽目不能开，余用地黄丸、十全大补汤，三月余而痊。(《保婴撮要·卷四》)

一小儿出痘，两目不开，先君谓肝经有热，用消毒化瘢汤，母子服之而愈。(《保婴撮要·卷十八》)

一小儿两目不开，先君谓肝经热毒，先用柴胡麦门冬散，又用四物汤加山栀而愈。(《保婴撮要·卷十八》)

◆ 眨眼

一小儿两目连札，或色赤，或时拭眉。此肝经风热，欲作肝疳也，用四味肥儿丸加龙胆草而痊。(《保婴撮要·卷四》)

一小儿因惊，眼札或搐。先用加味小柴胡汤加芜荑、黄连以清肝热，又用地黄丸以滋肾生肝而痊。(《保婴撮要·卷四》)

吴江史万湖之孙，自乳儿时患目疾，年二十，目札头摇。用金匮肾气丸，愈而复作，两目生翳；用聪明益气汤并前丸，即愈而复发，形体消瘦，脉数洪大；用补中益气汤及前丸而瘳。(《保婴撮要·卷四》)

◆ 目盲

一小儿目无光芒，视物不了了，饮食少思，大便不调，服大芜黄汤、九味芦荟丸而愈。后饮食停滞，妄用消导克伐之剂，目症仍作，至晚尤甚，用人参补胃汤渐愈，又用五味异功散、四味肥儿丸而痊。(《保婴撮要·卷四》)

◆ 雀盲

一小儿雀盲眼札，服煮肝丸而目明，服四味肥儿丸而目不札。
（《保婴撮要·卷四》）

◆ 目痛

一小儿目痛，恪服泻火治肝之药，后加羞明瘾涩，睡中惊悸悲啼。此肝经血虚，火动伤肺也，用五味异功散加山栀补脾肺、清肺金，用地黄丸滋肾水、生肝血而安，乃兼服四味肥儿丸而瘥。
（《保婴撮要·卷四》）

一小儿因乳母患怒患发热等症，儿患目痛，兼作呕吐，先用小柴胡汤，子母俱服顿安；但儿晡热仍呕，异功散加升麻、柴胡，治之而痊。（《保婴撮要·卷四》）

一小儿目痛兼痒，因膏粱积热，仍口渴，饮冷，便秘。先用泻青丸，疏导肝火；更用清胃散煎熟，磨生犀角服之，以解食毒；又用四味肥儿丸，以治肝症而瘥。（《保婴撮要·卷四》）

一女子十四岁，两目作痛或发痒，或头晕，或两胁作痛，或寒热内热，口渴少食，经候不调。此肝脾二经气血虚而有热也，用补中益气汤、柴胡清肝散而愈。（《保婴撮要·卷四》）

◆ 目翳

一小儿未周岁，目内有翳。余谓：此禀母肝火所致。询其母果素多患怒，现患瘰疬目疾，自乳其子。余用地黄丸治之，其母稍愈。后彼无此药，其子遂瞽。（《保婴撮要·卷四》）

一小儿乳哺失节，服药过剂，腹胀少食，大便不调，两眼生花，服治眼之药，渐生浮翳。余用异功散加当归、柴胡，饮食渐

进，便利渐调；少佐以九味芦荟丸，其眼渐明；乃用人参补胃汤、肥儿丸而痊。（《保婴撮要·卷四》）

一小儿面青寒热，形气瘦弱，眼目生翳，用九味芦荟丸、五味异功散，目翳渐退，乃以四味肥儿丸、五味异功散而肌肉生。（《保婴撮要·卷四》）

一小儿目中生翳，诊其肝肾疳症，用九味芦荟丸、六味地黄丸及粉丹散，翳渐退，又用柴胡麦门冬散而痊。（《保婴撮要·卷十八》）

一小儿九岁，素有肝火，两目生翳，服芦荟、肥儿丸随愈。至十四岁后，遇用心过度，饮食不节，即夜视不明，用补中益气汤、人参补胃汤、四味肥儿丸而愈。（《保婴撮要·卷四》）

一小儿十二岁，伤寒咳嗽发热。服发散之药，目渐不明；服降火等药，饮食日少，目渐生翳。余谓中气虚，用人参补胃汤，饮食渐进；又用《千金》补肝丸及熏眼之法而痊。（《保婴撮要·卷四》）

一女子十二岁，目生白翳，面黄浮肿，口干便泄，用四味肥儿丸而痊。（《保婴撮要·卷四》）

一小儿十三岁，目久痛，渐生青绿翳，后赤烂，左关脉弦数，用九味芦荟丸、加味逍遥散而愈。毕姻后复发，用滋阴肾气丸为主，佐以加味逍遥散而痊。（《保婴撮要·卷四》）

◆ 目中出痘

一小儿素食膏粱，目中出痘作痛，口渴、大便坚实，左右关洪数有力弦长。此形病脉俱实，先用柴胡栀子散、泻黄散各一服，又用柴胡栀子散、柴胡麦门冬散而痊。（《保婴撮要·卷十八》）

一小儿目中出痘，肝脉弦数。此木火相搏，用四物、山栀、牡丹皮、柴胡二剂，再用加味逍遥散二剂，肝脉平和，又用四物、牡丹皮而后。但目有青翳，用蛇蜕散、三味谷精草散而痊。（《保婴撮要·卷十八》）

一小儿目中出痘作痛，肝脉弦洪有力，先用小柴胡加龙胆草、生地黄一剂，而痛稍止；乃用四物、柴胡、山栀一剂，痛全止；再用加味逍遥散、蝉菊散而愈。（《保婴撮要·卷十八》）

◆ 视物不明

一小儿两耳后脑下各结一核，小便白浊……后鼻外生疮作痒，小便仍白，视物不明，用四味肥儿丸而愈。（《保婴撮要·卷八》）

一小儿视物不明，鼻内或痒或生疮，用四味肥儿丸，愈。（《保婴撮要·卷八》）

◆ 耳肿

一小儿耳赤肿痛，寒热往来。此肝经热毒也，用加味小柴胡汤，寒热悉退。又用柴胡清肝散，而赤肿倾消。（《保婴撮要·卷十二》）

◆ 耳疮

一小儿白浊，两耳内耳外生疮，脓水淋漓，先用大芦荟丸而愈。（《保婴撮要·卷八》）

一小儿腮颊肿痛，后耳内出脓，久而不愈，视其母两脸青黄。属郁怒所致，朝用加味归脾汤，夕用加味逍遥散，母子皆愈。（《保婴撮要·卷十三》）

一女子十岁余，耳下连项赤肿，寒热头痛。恪敷铁箍散。此少阳经火症内作，非铁箍散所能愈，余用栀子清肝散而愈。（《保

婴撮要·卷十一》）

一小儿耳中流脓，项中结核，眼目或札或赤痛，小便或痒或赤涩。皆肝胆经风热之症也，用四味肥儿丸悉愈。（《保婴撮要·卷四》）

一小儿耳出秽水，属肝肾不足，先用九味芦荟丸而痊。（《保婴撮要·卷四》）

一小儿因乳母患怒，兼经行之后，多食炙煿，儿遂耳内作痛出脓。余先用加味小柴胡汤，次用加味逍遥散，令其母服之，子母并愈。（《保婴撮要·卷四》）

一小儿耳内出脓，秽不可近，连年不愈，口渴足热，或面色微黑。余谓，肾疳症也。用六味地黄丸，令母服加味逍遥散而愈。后因别服伐肝之药，耳症复作，寒热面青，小便频数。此肝火血燥也。用柴胡栀子散以清肝，六味地黄丸以滋肾，遂痊。（《保婴撮要·卷四》）

一小儿十二岁，素虚羸，耳出脓水，或痛或痒，至十四，稍加用心，即发热倦怠，两腿乏力八年矣。用补中益气汤及六味地黄丸，稍愈。毕姻后，朝寒暮热，形气倦怠，两足心热，气喘唾痰，仍用前二药，佐以六君子汤而愈。因后不守禁忌，恶寒发热，头晕唾痰。余谓：肾虚不能摄水而似痰，清气不能上升而头晕，阳气不能护守肌肤而寒热。遂用补中益气汤加蔓荆、附子一钱，四剂不应；遂用人参一两，附子一钱，二剂而应；乃用十全大补汤，百余剂而痊。（《保婴撮要·卷四》）

◆ 口疮

一小儿……患口疮，流涎，牙龈蚀伤，用大芜荑、活命饮各二剂，却用蟾蜍丸，搽人中白散而愈。（《保婴撮要·卷十八》）

一小儿齿龈腐烂，头面生疮，体瘦发热。此脾疳所致，先用大芦荟丸，又用四味肥儿丸、大枫膏而愈。(《保婴撮要·卷十一》)

一小儿齿龈蚀烂，年余不愈，用大芜夷汤治其疮邪，五味异功散健其脾气，寻愈。后复作，兼项间结核，另服败毒药，口舌生疮，余用四味肥儿丸而愈。(《保婴撮要·卷十一》)

一小儿发热饮冷，口患疮，额鼻黄赤，吐舌流涎，余用导赤、泻黄二散而愈。后复作，自服清热化毒之药，益甚，更加弄舌，余用五味异功散加钩藤钩及六君子汤而愈。盖吐舌为脾之实热也，弄舌为脾之虚热也。治者审之。(《保婴撮要·卷十一》)

一小儿患口疮，寒热嗜卧，作泻引饮。此脾疳气虚发热，而津液不足也。先用白术散以生胃气，再用四味肥儿丸治以疳症，两月余，又用异功散而安。(《保婴撮要·卷十一》)

一小儿患前症（指口舌生疮，编者注），久不愈，恪服清凉之剂，痰喘不已，口开流涎，手足并冷。又欲治痰。余谓：经云脾主涎，肺主气，此因脾土虚寒，不能生肺金而然，非痰火为患也。先用温中丸二服，痰喘顿止，又用五味异功散而痊。(《保婴撮要·卷十一》)

一小儿口疮，呕血便血，两腮微肿，唇白面青。此脾土亏损，木所乘也。朝用补中益气汤，食远用异功散而愈。(《保婴撮要·卷十一》)

一小儿口疮，身热如炙，肚腹胀大。此脾疳内作。朝用五味异功散，夕用四味肥儿丸稍愈，又以地黄、虾蟆二丸，兼服而愈。(《保婴撮要·卷十一》)

一小儿口疮久不愈，诊其母，右关脉弦缓。乃木克土之症。先用六味、柴胡，又用加味逍遥散治其母，子自愈。(《保婴撮

要·卷十一》）

一小儿口内生疮，用寒凉之剂，更发热饮汤不绝。此中气虚寒，隔阳于外，非实热也。用补中益气汤加炮姜，一剂而愈。（《保婴撮要·卷十一》）

一小儿口舌生疮，手热饮冷。属胃经实热，用柳花散、加味解毒散而愈。（《保婴撮要·卷十一》）

一小儿面素萎黄，或时变青，饮食过多，睡而咬牙，服克伐之剂，口舌生疮，大便泄青，发搐痰盛，唇青手冷，用六君子加木香、柴胡、升麻，数剂而安。但饮食后，腹膨作嗳，用四君子汤为细末，不时煨姜汤调服少许，月余而痊。（《保婴撮要·卷五》）

一小儿素食膏粱，口舌生疮，作渴饮冷，手足常热。此胃经积热。先用竹叶石膏汤二剂，又用竹叶黄芪汤二剂渐愈，再用白术散去木香而愈。（《保婴撮要·卷十五》）

一小儿小便不利，口舌生疮，干渴，用导赤散、加味四物汤而脓贯，又用白术散去木香治之而愈。（《保婴撮要·卷二十》）

◆弄舌

一小儿弄舌发搐，手指不冷。余谓肝脾虚热。用异功散加升麻、柴胡而愈。（《保婴撮要·卷六》）

一小儿吐舌，发热饮冷，额鼻黄赤，吐舌流涎。余谓：心脾实热。用导赤、泻黄二散而愈。后复作，别服清热等药，更弄舌。余用异功散加钩藤钩而安，又用六君子汤痊愈。（《保婴撮要·卷六》）

◆咬牙

一小儿夜间咬牙，或盗汗，或便血。……用加味归脾汤、加味逍遥散与母兼服，其子亦愈。（《保婴撮要·卷五》）

一小儿咬牙作渴，面色忽白忽赤，脉洪数，按之无力，左关尺为甚。此属肾虚也。用地黄丸、补中益气汤寻愈。后因惊，面青目赤，呵欠咬牙，手寻衣领。此肝经虚热。用加减八味丸料，煎与恣饮，顿安，又用补中益气汤而痊。（《保婴撮要·卷十七》）

一小儿七岁，素喜食甘味，两手发热，夜睡咬牙，用泻黄散而愈。后不守戒，仍作，用大黄等药，前症益甚，更滞颐弄舌，手足冷。余谓，此脾胃复伤而虚甚也。用六君子加柴胡、升麻，治之渐愈，又用五味异功散加柴胡、升麻而痊。（《保婴撮要·卷五》）

一小儿十四岁，素食膏粱炙煿，睡中咬牙。此脾胃积热。先用清胃散及二陈、黄连、山楂、犀角各数剂，间服补中益气汤而愈。（《保婴撮要·卷五》）

一小儿咬牙，审知因母大怒，先用小柴胡汤加山栀、牡丹皮治之，母子并愈。（《保婴撮要·卷五》）

一小儿因母食膏粱醇酒，睡中咬牙，或时鼻衄，右腮鼻准色赤。先用加味清胃散、加味逍遥散与母服，儿亦愈。（《保婴撮要·卷五》）

一小儿病后不语，睡中咬牙，惊悸饮水，困倦少食，用化痰镇惊等药益甚。余谓属心脾肾阴虚。用六味地黄丸为主，佐以五味异功散、秘旨安神丸，诸症顿愈。（《保婴撮要·卷五》）

◆鼻息肉

一女子七岁，鼻生息肉，搽攻毒之药，成疮肿痛。外用黄连、甘草、黄柏末敷之，以解热毒；更以加味逍遥散清肝火，佐以四味肥儿丸而愈。(《保婴撮要·卷十三》)

一小儿肌体瘦弱，嗜土炭煤灰，后鼻间不利，俗服清热之剂，肌体愈瘦，食少热甚，善惊善怒，小便良久变白。鼻中出息肉二寸许，耳下颈间结小核隐于筋肉之间。余谓，肝脾虚羸之变症。不信，乃内清肺火，外用腐蚀，喉间亦腐。余先用五味异功散加升麻、柴胡、芫荑为主，更用四味肥儿丸为佐，脾气渐健，夕用九味芦荟丸为主，以五味异功散为佐而愈。(《保婴撮要·卷十三》)

◆喉痹

一弥月小儿，先于口内患之（指喉痹，编者注）后，延于身上，年余不愈，以萆薢为末，乳汁调服，母以白汤调服，月余而愈。(《外科发挥·卷六》)

一小儿喉间肿痛，左腮色青赤。此心肝二经之热也。用柴胡清肝散而愈。(《保婴撮要·卷十三》)

一小儿喉间肿痛，发热咳嗽，大便秘结。此肺与大肠有热也。先用牛蒡子汤加硝、黄一服，大便随通，乃去硝、黄，再剂顿愈。审其母肝火发热，用柴胡清肝散，母子并服而愈。(《保婴撮要·卷十三》)

一小儿发热饮冷，大便黄色，手足并热，不能吮乳，视口内无患，拍其喉间则哭。此喉内作痛，乃脾胃实热也，用泻黄、清胃二散各一剂，母子并服而愈。后因乳母饮酒，儿躁不安，口内

流涎，仍用前二散而愈。(《保婴撮要·卷十三》)

一小儿喉间肿痛，口角流涎，手足并热，用泻黄、清胃二散，母子服之而愈。后因母大怒，儿憎寒发热，仍复流涎，用柴胡清肝散加漏芦，母子服之而愈。(《保婴撮要·卷十三》)

一小儿嗜膏粱之味，喉间肿痛，痰涎壅盛，服巴豆丸，前症益甚，口鼻出血，唇舌生疮，大便不实。余用犀角地黄汤，解膏粱之热，用东垣安胃散，解巴豆之毒，又用甘桔汤而愈。(《保婴撮要·卷十三》)

一女子六岁，喉间肿痛，鼻中息肉，寒热往来，小便频数，良久变白。此肝疳之症，先用加味逍遥散加炒黑焦龙胆草，热痒渐退，乃去龙胆草，佐以四味肥儿丸而愈。(《保婴撮要·卷十三》)

一小儿因母忿怒患前症（指喉痹，编者注），兼咬牙呵欠。余谓肝经虚热之症。予用桔梗汤加柴胡、山栀、牛蒡子，母服加味逍遥散而愈。(《保婴撮要·卷十三》)

一小儿喉间肿痛，惊悸饮水，服惊风降火之药益甚，仍欲攻风痰。余曰：惊悸饮水，心经虚症也。盖胃为五脏之本，先用五味异功散以补胃，加桔梗、甘草以消毒，诸症顿退，后用牛蒡子汤加柴胡而愈。(《保婴撮要·卷十三》)

◆ 音哑

一小儿痘后，声暗半载，以为废人。余询之，但云头晕，其声即暗，脉浮而缓，按之不及一寸。此中气虚不能上接清阳之气耳，用补中益气汤、地黄丸俱加五味子，不半载，声音渐复。(《保婴撮要·卷二十》)

一小儿痘愈，而声暗面赤，五心发热，小便赤少。先君谓肾

经虚热，用地黄汤、益气汤而愈。其时患是症者，用清热解毒之药，俱致不起。（《保婴撮要·卷二十》）

一小儿痘愈而声喑面白，两睛多白，两足发热，作泻饮汤，脉浮数，左尺更数而无力。余谓，禀肾经阴虚。朝用益气汤，夕用地黄丸加五味子，两月余声渐出，又服两月余而效。（《保婴撮要·卷二十》）

一小儿喉音不亮，至十九岁，咽仍不响，面色赤白，睛多畏明。毕姻后，头觉胀，视物皆大，作渴饮冷。亦用前二药（六味地黄丸、补中益气汤，编者注），喜其远帏幪、戒厚味，二年诸症悉愈，其声响亮。（《保婴撮要·卷五》）

一小儿患泄泻，声音不亮，杂用清热等剂，声音如哑，饮食少思，去后多在侵晨。朝用地黄丸加五味子，夕用补中益气汤，其泻顿止。却专服前丸，不两月声亮而愈。（《保婴撮要·卷五》）

一小儿面色目睛多白，两足胫常热，所患之症悉属肾虚。毕姻后，唾痰口干，头晕久泻，忽然失音。先君云：此亦肾虚也。用补中益气汤，八味、四神二丸，补之寻愈。（《保婴撮要·卷五》）

一小儿目睛白多黑少，吐泻后喉喑口渴，大便不实，朝夕悉服地黄丸而痊。后患泻，其喉复喑，仍服前丸遂愈。（《保婴撮要·卷五》）

◆ 胎毒

一小儿，生下有疥，审其母素郁怒，用消毒散，以当归膏调敷，母服加味逍遥散加漏芦及加味归脾汤而愈。后复发，为母食膏粱，用清胃散及敷前药当归膏而愈。（《保婴撮要·卷十一》）

一小儿乳母因不戒七情厚味患此（指胎毒疮疥，编者注），久

不愈，用清胃、逍遥二散，愈。（《保婴撮要·卷十一》）

一小儿嗜膏粱甘味，先患（指胎毒疮疥，编者注）背髀，后沿遍身淋漓。此饮食之热，而伤脾血也，先用清胃、泻黄二散而愈。但形气怯弱，用五味异功散而元气复。（《保婴撮要·卷十一》）

一小儿，生下小腹患肿一块，年余不溃，寒热往来，此案肝火而然也。其母果经事不调，内热体倦。用地黄丸、八珍汤与母服，子日服半杯，寻愈。（《保婴撮要·卷十一》）

一小儿生下，耳前肿一块如小栗，旬余色赤肿高，触之则哭。此属胆经部位，诊乳母，果肝胆经脉数。此禀生母肝火所致，乳母有肝火而益甚也。又数日作吵不安，手足时搐，此因作脓焮痛而然。又三日，早间以手指微按疮头，肿随指复起，其脓已成也。至午疮顶起薄皮，脓已熟也。点代针膏，将晚出脓，儿顿安，肿赤顿消。此疮家最善症也。贴太乙膏，以护风寒，乳母服逍遥散而愈。（《保婴撮要·卷十一》）

梁阁老孙，甫周岁，项患胎毒。予俟其有脓刺之，脓出碗许，乳食如常。用托里药，月余而愈。（《外科心法·卷四》）

一小儿，头患白疮，皮光且急，诸药不应。名曰脑疳疮，乃胎毒挟风热而成也。服以龙胆丸，及吹芦荟末于鼻内，兼搽解毒散而愈。若重者，发结如穗，脑热如火，遍身出汗，腮肿胸高，尤当服此药。（《外科心法·卷六》）

一小儿患于发际之间（指胎毒疮疥，编者注），作痒，诊其母有肝火，用加味逍遥散加漏芦，用牛黄解毒丸、解毒散而愈。（《保婴撮要·卷十一》）

一小儿两眉患之（指胎毒疮疥，编者注），延及遍身四肢为患，脓水淋漓，寒热往来。属肝脾积热，用清胃散、小柴胡汤、

立效散而愈。后眉间复患，两目连札，小便白浊，用四味肥儿丸、九味芦荟丸而愈。(《保婴撮要·卷十一》)

一小儿肘间患此（指胎毒疮疥，编者注），作渴饮冷，右寸关脉数而无力。此胃经积热，传于肺经也，先用泻黄、泻白二散渐愈，后用五味异功散、四味肥儿丸而愈。(《保婴撮要·卷十一》)

一小儿胁间患此（指胎毒疮疥，编者注），寒热如疟，小便频数。此禀肝火所致，先用柴胡清肝散，又用加味逍遥散而愈。后因乳母肝火动而复发，用加味逍遥散及八珍加丹皮、山栀，母子服之并愈。(《保婴撮要·卷十一》)

一小儿腹间患此（指胎毒疮疥，编者注），发热便血，面黄少食，或作呕，或作泻，手足时冷，右关脉弦数。此脾土虚弱，肝火为患，先用五味异功散加升麻、柴胡、山栀，益脾气、清肝火，后用地黄丸滋肾水、生肝血而愈。(《保婴撮要·卷十一》)

一小儿遍身患之（指胎毒疮疥，编者注），服牛黄解毒丸皆愈。惟头结痂，作痒出水。此禀肾经虚热，用地黄丸、解毒散而愈。(《保婴撮要·卷十一》)

一小儿遍身患之（指胎毒疮疥，编者注），两胁为甚，子用四味肥儿丸、立效散……而愈。(《保婴撮要·卷十一》)

附录　方剂组成

A /

阿魏膏：羌活、独活、玄参、肉桂、赤芍药、穿山甲、生地黄、两头尖、大黄、白芷、天麻各五钱，槐、柳、桃枝各三钱，红花四钱，木鳖十枚，乱发如鸡子一团；用香油二斤四两，煎黑去渣，入发煎，发化，仍去渣，徐下黄丹，煎软硬得中，入芒硝、阿魏、苏合油、乳香、没药各五钱，麝香三钱，调匀，即成膏矣。摊贴患处。主治一切痞块，更服胡连丸。

B /

八珍汤：人参、白术、白茯苓、当归、川芎、白芍药、熟地黄各一钱，炙甘草五分；姜枣为引，水煎服。主治气血俱虚，口舌生疮，或齿龈肿溃，恶寒发热，或烦躁作渴，胸胁作胀，或便血吐血，盗汗自汗等症。

八正散：大黄、瞿麦、萹蓄、栀子、木通各二钱，滑石二两，甘草一钱；水煎服。主治下疳便毒，小便淋沥，脉症俱实者。

白术散：白术三两，炒小麦一合；用水一钟半，煮干，去麦为末，以炒黄芪煎汤，量儿大小调服。忌萝卜、辛辣、炙煿之类，乳母尤忌。主治自汗、盗汗。

败毒散：柴胡、前胡、川芎、枳壳、羌活、独活、茯苓、桔梗、人参各一两，甘草半两；每服二钱，生姜、薄荷水煎。主治伤风瘟疫风湿，头目昏眩，四肢作痛，憎寒壮热，项强睛疼，或恶寒咳嗽，鼻塞声重。

保和丸：山楂二两，神曲、半夏、茯苓各一两，莱菔子、陈皮、连翘各五钱；为末，粥丸。主治饮食停滞，胸膈痞满，吞酸等。

保生锭子：全蝎、炮白附子、僵蚕、牛胆南星、蝉蜕、琥珀、朱砂各一钱，麝香五分，防风一钱；为末，糊搜和捏成锭子，金银箔为衣，用薄荷汤磨服。主治慢惊，尚有阳症。

抱龙丸：雄黄、朱砂各二钱，天竺黄四钱，麝香五分，天麻六钱，牛胆南星八钱；为末，煎甘草膏，丸皂角子大，每服一丸，薄荷汤下。主治风痰壅盛，惊搐昏睡等症。

必效散：南硼砂二钱五分，轻粉一钱，斑蝥四十个（糯米同炒熟，去头翅），麝香五分，巴豆五粒（去壳心膜），槟榔一个；为细末，每服一钱，五更用滚汤调下。如小水涩滞或微痛，此病毒欲下也，进益元散一服，其毒即下。主治瘰疬，未成脓者自消，已溃者自敛。

补阴八珍汤：当归、川芎、熟地、芍药、人参、白术、茯苓、甘草、黄柏（酒炒黑）、酒炒知母各七分，水煎服。主治元气虚弱，不能溃敛，或内热晡热，肌体消瘦，瘰疬等疮，属足三阴虚者。

补中益气汤：黄芪一钱，炙甘草五分，人参三分，橘皮三分，升麻二分，当归身二分，柴胡三分，白术二分，水二盏，煎一盏，空心热服。

C /

柴胡麦门冬散：柴胡、麦门冬各一钱，人参、玄参、龙胆草各五分，炒甘草；水煎，量儿大小服。主治肝胆经有热，瘄后不解。

柴胡清肝散：柴胡一钱五分，黄芩一钱，人参一钱，栀子一钱五分，川芎一钱，连翘、桔梗八分，甘草五分，水煎服。主治鬓疽及肝胆三焦风热怒火之症，或项胸作痛，或疮毒发热。

柴胡饮子：黄芩七分，甘草四分，大黄八分，芍药七分，柴胡、人参各五分，当归一钱；每服一钱，入姜水煎。解肌热、蒸热、积热，或汗后余热，脉洪实弦数，大便坚实。

蟾蜍丸：蟾蜍一二个。先取粪蛆一杓，置木桶中，以尿浸之；将蟾蜍扑死，投在蛆中，任与蛆食。次以新布袋包系定，置水急处浸一宿。取出，瓦上焙为末，入麝香五分，软饭丸如麻子大。每服二三十丸，空心米饮送下。

冲和膏：紫荆皮五两，独活二两，赤芍药二两，白芷一两，菖蒲一两；为末，葱头煎汤，调搽。主治一切疮肿，不甚焮热，积日不消。

冲和汤：人参二钱，黄芪、白术、当归、白芷各一钱半，茯苓、川芎、皂角刺（炒）、乳香、没药各一钱，金银花一钱，陈皮二钱，甘草节一钱；水酒各半煎服。主治疮属半阴半阳，似溃非溃，似肿非肿。此因元气虚弱，失于补托所致。

疮科流气饮：炒桔梗、人参、当归、肉桂、甘草、厚朴、黄芪、防风、紫苏、芍药、乌药、枳壳各七分，槟榔、木香、川芎、白芷各五分。作一剂，水二钟，煎八分，食远服。主治流注及一切愲怒，气结肿作痛，或胸膈痞闷，或风寒湿毒，搏于经络，致气血不和，结成肿块，肉色不变，或漫肿木闷无头。

D /

大安丸：即保和丸加白术。山楂二两，神曲、半夏、茯苓各一两，莱菔子、陈皮、连翘各五钱，白术二两；为末，粥丸。主治饮食停滞，胸膈痞满，吞酸等。

大防风汤：炮附子一钱，白术、羌活、人参各二钱，川芎一钱五分，防风二钱，炙甘草一钱，牛膝一钱，当归二钱，黄芪二钱，白芍药二钱，杜仲三钱，熟地黄二钱，水二钟，生姜三片，煎八分，空心服。愈后尤宜谨调摄，更服还少丹。

大连翘饮：连翘、瞿麦、荆芥、木通、赤芍药、当归、防风、柴胡、滑石、蝉蜕、甘草各一钱，山栀、黄芩各五分；为细末，每服一二钱，滚汤调下。

大芦荟丸：一名九味芦荟丸。胡黄连、芦荟、黄连、木香、芜荑、青皮、雷丸、鹤虱各二两，麝香一钱，为末，蒸饼糊丸，桐子大；每服一钱，空心米汤下。主治肝火下疳溃烂，或作痛壅肿；或治小儿疳膨食积，口鼻生疮，牙龈蚀烂等；并虫蚀肛门痒痛。

大芜荑汤：又名栀子茯苓汤。栀子三分，黄柏、炙甘草各二分，芜荑五分，黄连、麻黄根一分，羌活二分，柴胡三分，防风一分，白术、茯苓各五分，当归四分；水煎服。主治痘疮上攻，口齿成疳，发热作渴，大便不调，发黄脱落，面黑便清，鼻下生疮，乳食呕吐等。

当归补血汤：炙黄芪一两，当归二钱；水煎服。主治口舌生疮，血气俱虚，热渴引饮，目赤面红，其脉洪大而虚，重按全无。

当归膏：当归一两，麻油四两，怀生地黄一两，黄蜡一两，如白蜡止用五钱；先用当归、生地黄入油煎黑去渣，入蜡熔化，候温搅匀即成膏。用涂患处，将纸盖之；搽至肉色渐白，其毒始尽，生肌最速。功效去腐生新，生肌止痛，补血续筋。主治发背、痈疽、汤火伤等。

导赤散：生地黄、木通、甘草等分，为末，每服一钱，入淡竹叶水煎。主治小肠实热，小便秘赤。

地骨皮散：人参、地骨皮、柴胡、黄芪、生地黄各一钱半，茯苓、炒知母、煅石膏各一钱；水二钟，煎八分，食远服。主治骨蒸潮热，自汗，咳吐腥秽稠痰。

地黄清肺饮：炙桑白皮半两，紫苏、前胡、防风、赤茯苓、黄芩、当归、连翘、天门冬、桔梗、甘草、生地黄各一钱；每服三钱，水煎，食后服。

地黄饮子：熟地黄、巴戟天、山茱萸、石斛、肉苁蓉、炮附子、五味子、茯苓、菖蒲、远志、甘草、肉桂、麦门冬各等分，每服三钱，入薄荷少许，姜枣水煎服。主治肾虚弱，舌喑不能言，足废不能行。

豆豉饼：用豆豉为末，唾津和作饼，如钱大，厚如三文，置患处，以艾壮灸之。饼干再用唾津和之，如疮大，用水调，覆患处，以艾铺上烧之。

独活寄生汤：独活二钱，茯苓、杜仲、当归、防风、芍药、人参、细辛、肉桂、川芎、秦艽、牛膝、桑寄生各一钱，炙甘草五分，生地黄一钱；水二钟，姜三片，煎二钟，食前服。主治肝肾虚弱，风湿内攻，两胫缓纵，挛痛痹，足膝挛重。

夺命丹：蟾酥、轻粉各半钱，朱砂三钱，枯矾、煅寒水石、铜绿各一钱，蜗牛二十一个（别研），没药、乳香、麝香各一钱；将蟾酥用酒浸化，和丸如绿豆大，每服二丸，温酒下，葱汤亦可。主治疔疮、发背、肿毒，恶证不痛，或麻木，或呕吐，重者昏愦；此药服之可使不起发者即发，不痛者即痛，痛甚者即止，昏愦者即苏，呕吐者即解，未成者即消，已成者即溃，有回生之功，乃恶证之中至宝也。

E /

二陈汤：陈皮、茯苓各一钱五分，半夏一钱，甘草五分；水一钟，姜三片，煎六分，食远服。和中理气，健脾胃，消痰进饮食。主治妊娠失调，脾胃不和，呕吐痰涎，或饮食不思。若因脾胃虚弱用六君子，因气滞用紫苏饮。

二神丸：补骨脂四两，肉豆蔻；上为末，大枣四十九枚，生姜四两，同煮，枣烂去姜，取枣肉研膏，入药，丸如梧子大，每服五十丸，盐汤下。一方不用姜。

F /

防风通圣散：芍药、芒硝、滑石、川芎、当归、桔梗、石膏、荆芥、麻黄各四分半，薄荷、大黄、栀子、白术、连翘、甘草、防风、黄芩各八分，生姜煎服。

肥儿丸：黄连、神曲、木香各一两五钱，槟榔二十个，肉豆蔻二两，使君子、麦芽各四两；为末，神曲糊丸麻子大，每服二三十丸，米饮下。主治肝疳食积，肢体消瘦，二便不调。

茯苓散：煨三棱、煨莪术、砂仁、赤茯苓各半两，青皮、陈皮、滑石、甘草各一钱五分；为末，每服一钱，灯心汤调下。主治乳食伤脾，或心经伏热，小便白浊。

附子饼：炮附子研末，以唾津和为饼，置疮口上，将艾壮于饼上灸干，每日灸数壮，但令微热，勿至热痛；如饼灸干，用唾津再和灸之，以疮口活润为度。主治溃疡，气虚不能收敛，或风邪所袭，气血不能运于疮口，以致不能收敛者。

附子理中汤：附子、人参、白茯苓、白芍药各三钱，白术四钱；上水煎服。主治疮疡脾胃虚寒，或误行攻伐，手足厥冷，饮食不入，肠鸣腹痛，呕逆吐泻。

G /

葛根橘皮汤：葛根、陈皮、杏仁、麻黄、知母、黄芩、甘草各等分，每服二钱，水煎服。

葛花解醒汤：白豆蔻、砂仁、葛花各半两，木香五分，青皮三钱，陈皮、白茯苓、猪苓、人参各一钱半，白术、神曲、泽泻、干姜各二钱；为末，每服五钱，白汤调，得微汗酒病去。主治酒积，上下分消。

钩藤膏：乳香、没药、木香、姜黄各一钱，木鳖子三个（去油）；为末，蜜丸皂角子大。钩藤钩汤磨半丸入蜜服，未止再服魏香散。主治腹痛干啼作呕。

钩藤饮：钩藤、茯神、茯苓、川芎、当归、木香、甘草、芍药各一钱，为末，每服一钱，姜枣水煎。主治小儿脏寒夜啼，阴极发躁。

归脾汤：人参、白术、茯苓、黄芪、龙眼肉、酸枣仁各二钱，远志一钱，木香、炙甘草各五分，当归一钱，姜、枣为引，水煎服。主治思虑伤脾，不能摄血，致血妄行；或健忘怔忡，惊悸盗汗；或心脾作痛，嗜卧少食，大便不调；或肢体重痛，月经不调，赤白带下；或思虑伤脾而患疟痢。

H /

还少丹：肉苁蓉、远志、茴香、巴戟天、枸杞子、山药、牛膝、熟地黄、石菖蒲、杜仲、五味子、茯苓、楮实子、山茱萸各等分，用枣肉同蜜丸，如梧子大；每服五十丸，空心酒下。

海藻散坚丸：海藻、昆布各二两，小麦四两，柴胡二两，龙胆草一两；为末，炼蜜丸桐子大，每服二三十丸，临卧白汤送下，嚼化咽之尤好。主治肝经瘿瘤。

和血定痛丸：一名黑丸子。百草霜、白芍药各一钱，南星、炮川乌各三钱，白蔹、赤小豆各一两六钱，白及、当归、骨碎补各八钱，牛膝六钱；为末，酒糊丸桐子大；每服三十丸，盐汤温酒任下。主治跌仆坠堕，筋骨疼痛，或瘀血壅促，或外感风寒，肢体作痛。若流注膝风，初结服之自消。若溃而脓清，与补气血药自敛。孕妇勿服。本方在《外科发挥》与《外科枢要》中的剂量略有不同。

胡麻散：胡麻一两二钱，苦参、荆芥穗、何首乌各八钱，威灵仙、防风、菖蒲、牛蒡子、菊花、蔓荆子、白蒺藜、甘草各六钱；每服三钱，酒调。主治风热瘾疹瘙痒，或兼赤晕寒热，形病俱实者。

化䘌丸：芜荑、青黛、芦荟、虾蟆灰、川芎、白芷、胡黄连各等分；猪胆浸糕，丸如麻子大。每服十丸，食后并临卧杏仁汤下。

槐角丸：槐角一两，防风、地榆、枳壳、当归各一两；为末，炼蜜丸桐子大；每服五十丸，空心滚汤下。主治痔漏肿痛，或便血。

换肌消毒散：土茯苓五钱，当归、白芷、皂角刺、薏苡仁各一钱半，白鲜皮、木瓜、木通、金银花各一钱，甘草五分；水煎服。主治时疮，不拘初起溃烂。一名萆薢汤。

黄连解毒汤：黄芩、黄柏、黄连、栀子各一钱半，每服六钱，水煎，温服。主治疮疡，烦躁饮冷，脉洪数，或发狂言。

黄芪芍药汤：黄芪三两，炙甘草、升麻、葛根、炒芍药各一两，羌活半两；每三钱，水煎服。主治衄多岁，面黄，眼涩多眵，手麻。

黄芩汤：黄芩一两五钱，芍药、甘草各一两；每服二三钱，姜水煎。呕加半夏二钱。主治下痢头痛，胸满口干，或寒热胁痛，不时呕吐，其脉浮大而弦。

藿香正气散：桔梗、大腹皮、紫苏、茯苓、白芷、半夏、陈皮、白术、厚朴各一钱，炙甘草五分，藿香一钱五分；上姜、枣水煎服。主治外感风寒，内停饮食，头痛寒热，或霍乱泄泻，或作疟疾等症。

J /

加减八味丸：地黄二两，山药、山茱萸各一两，肉桂半两，牡丹皮、泽泻、茯苓各八钱，五味子一两半；为末，炼蜜丸如梧子大，每服六十丸，五更初未言语前，用温酒或盐汤吞下。

加味地黄丸：山药、山茱萸、牡丹皮、泽泻、茯苓、熟地黄、柴胡、五味子各等分；将熟地黄捣碎，酒拌湿杵膏，入前末和匀，加炼蜜为丸，桐子大；每服百丸，空心白汤送下。不应，用加减八味丸。主治肝肾阴虚疮症，或耳内痒痛出水，或眼昏痰气喘嗽，或作渴发热，小便赤涩等症。

加味归脾汤：人参、黄芪、茯神各二两，甘草、白术各一两，木香五分，远志、酸枣仁、龙眼肉、当归、牡丹皮、栀子各一钱，水煎服。主治小儿因乳母忧思郁怒，胸胁作痛，或肝脾经分患疮疡之症，或寒热惊悸无寐；或便血盗汗，疮口不敛等症。

加味槐角丸：炒槐角、炒枳壳、当归、黄芩、炒皂角、炙刺猬皮、秦艽、白芷各等分；为末，每服一二钱，水煎服；或蜜丸，量儿大小服。主治痔疮肿痛或下血。

加味解毒散：即加味消毒散加金银花、漏芦。玄参、连翘、升麻、芍药、当归、羌活、生地黄、炒牛蒡子各三钱，茯苓、甘草各三钱，金银花、漏芦各五钱；每服一二钱，水煎服，或用蜜丸。主治天泡疮，发热作痛。

加味清胃散：清胃散加柴胡、栀子。

加味四物汤：当归、熟地黄各三钱，芍药、川芎各一钱，牡丹皮、柴胡、栀子；水煎服。主治血虚发热，口舌生疮，或牙龈肿溃，或日晡发热，烦躁不安，或因怒而致。

加味逍遥散：当归、芍药、茯苓、白术、柴胡各一钱，牡丹皮、栀子、炙甘草各五分，煎服。主治肝脾血虚发热，或潮热晡热，或自汗盗汗，或头痛目涩，或怔忡不宁，或颊赤口干，或月经不调，肚腹作痛，或小腹重坠，水道涩痛，或肿痛出脓，内热作渴等症。

加味小柴胡汤：柴胡二钱，黄芩二钱，人参、半夏各七分，炙甘草五分，栀子、牡丹皮各一钱，加生姜，水煎服。主治肝胆经风热，耳前后肿痛，或结核焮痛，或寒热晡热，口苦耳聋等症。

洁古黄芪汤：人参、黄芪、茯苓、白术、芍药各一钱，干姜、陈皮、藿香各五分；水煎服。

解毒防风汤：防风一钱，地骨皮、黄芪、芍药、荆芥、枳壳各二钱；水一钟，煎五分，徐徐服。主治瘢或瘾疹痒或作痛。

解毒散：黄连、黄丹、松香各五钱，轻粉、雄黄各一钱；为末，用麻油调搽。

金黄散：滑石、甘草各等分为末，和匀放患处。如泡，挑去水，敷之，加黄柏尤好。消毒止痛，主治天泡疮。

金匮加减肾气丸：茯苓三两，附子半两，川牛膝、肉桂、泽泻、车前子、山茱萸、山药、牡丹各一两，熟地黄四两，酒拌杵膏；为末，和地黄膏，炼蜜丸桐子大；每服七八十丸，空心米饮下。主治脾肾虚寒，腰重脚肿，湿饮留积，小便不利，或肚腹肿胀，四肢浮肿，气喘痰甚，或已成水症，其效如神。

金匮肾气丸：熟地黄八钱，山茱萸、山药各四钱，茯苓、牡丹皮、泽泻各三钱，肉桂、附子各一两。主治命门火衰，不能生土，以致脾胃虚寒，饮食少思，或脐腹疼痛，或多漩溺。

金银花散：金银花、黄芪、当归、甘草各等分，为细末，每服一钱，滚汤调，入酒少许服。

荆防败毒散：川芎、茯苓、枳壳、前胡、柴胡、羌活、独活、荆芥、防风各一钱，每服一两，水煎服。

九味解毒散：炒黄连三分，金银花、连翘、芍药各三分，栀子四分，白芷六分，当归八分，防风三分，甘草三分；水煎，母子并服。主治热毒胎毒而发疮疡之类，未溃作痛者。

桔梗汤：桔梗、贝母、当归、瓜蒌仁、枳壳、薏苡仁、桑白皮、甘草、防己各一钱，黄芪、百合各一钱半，五味子、葶苈子、地骨皮、知母、杏仁各五分；作一剂，水一钟半，生姜三片，煎七分，不拘时，温服。咳加百药煎；热加黄芩；大便不利，加煨大黄少许；小便涩甚，加木通、车前子；烦躁加白茅根；咳而痛甚，加人参、白芷。主治咳而胸满隐痛，两胠肿满，咽干口燥，烦闷多渴，时出浊唾腥臭。

L /

藜芦膏：用藜芦一味为末，以生猪脂和，研如膏，涂患处，周日易之。主治一切疮疽，胬肉突出。

理中丸：人参、炒白术、炮干姜、炙甘草各一钱，为末，米糊丸弹子大；每服一丸，嚼细白汤下。主治脾胃虚寒，呕吐泄泻，饮食少思，肚腹膨胀。

立效散：定粉末、松香末、黄柏末、黄连末、枯矾末各一两；上各另为末，用清油烛油调搽。主治发疮、耳疮及一切疮疥。

连翘丸：连翘、桑白皮、防风（去芦）、黄柏、肉桂、白头翁、豆豉、独活、秦艽、牡丹皮各两半，海藻二钱半；为末，炼蜜丸如绿豆大，每服十丸，灯心汤下。

凉膈散：大黄、朴硝、甘草各一两，连翘四两，山栀、黄芩、薄荷叶各一两；为末，每服五七钱，水煎服。如未应，当加之。主治实热，口舌生疮，牙齿作痛，或喉舌肿痛，便溺秘赤，或狂言妄语，大便秘结。

六君子汤：人参、白术、茯苓各二钱，半夏、陈皮各一钱，甘草（炙）五分；生姜、大枣水煎服。主治脾胃虚弱，或寒凉克伐，肿痛不消，或不溃敛，宜服此汤，以壮营气，诸症自愈。

六味地黄丸：熟地黄八钱，山茱萸、山药各四钱，茯苓、牡丹皮、泽泻各三钱；为末，蜜丸桐子大。每服四五十或七八十丸，滚汤下或空心盐汤下。此壮水制火之剂，用于肾虚发热作渴，小便淋秘，痰壅失喑，咳嗽吐血，头目眩晕，眼花耳聋，咽喉燥痛，口舌疮裂，齿不坚固，腰腿痿软，五脏亏损，自汗盗汗，便血诸血。

龙胆丸：龙胆草、升麻、防风、苦楝根皮、赤茯苓、芦荟、油发灰各二钱，青黛、黄连各三钱；猪胆浸糕，丸如麻子大；每服二十丸，薄荷汤下。

龙胆泻肝汤：柴胡、泽泻各一钱，车前子、木通各五分，生地黄、当归、草龙胆各三钱；水煎，食前服。

芦荟丸：皂角、青黛、芦荟、朱砂（另研）各一钱，干虾蟆（同皂角烧存性）一两，麝香一钱；上为末，蒸饼糊丸，如麻子大。每服二十丸，空心米汤下。主治肝疳口舌生疮，牙龈腐烂，或遍身生疮等。

M /

麦门冬汤：人参、石膏各一钱半，前胡、黄芩各五分，葛根、麦门冬各一钱；加姜、枣、竹茹一分，用水煎服。主治伤寒壮热，呕逆头痛，胎气不安。

秘旨安神丸：人参、半夏、酸枣仁、茯神各一钱，当归、橘红、赤芍药各七分，五味子五粒，炙甘草三分；为末，姜汁糊丸芡实大，每服一丸，生姜汤下。主治心脾气血虚弱，发热不安，疮不生肌，睡中惊悸。

N∕

内补黄芪汤：盐水拌炒黄芪、麦门冬、酒拌熟地黄、人参、茯苓各一钱，炙甘草三分，白芍药、远志、川芎、肉桂、酒拌当归各五分，水二钟，生姜三片，大枣一枚；煎八分，食远服。主治溃疡作痛，倦怠少食，无睡自汗，口干或发热，久不愈。

内疏黄连汤：又名黄连内疏汤。黄连、栀子、芍药、当归、薄荷各一钱，连翘、黄芩、甘草各一钱，大黄二钱，槟榔、桔梗各一钱；为末，每服五钱，水煎服。

牛黄解毒丸：牛黄三钱，甘草、金银花一两，草紫河车五钱；为末，炼蜜丸；量儿服。主治胎毒疮疖及一切疮疡。

牛黄清心丸：防风、白术、白芍药、羚羊角、麝香（另研）、冰片（另研）、麦门冬、黄芩各一两，人参、神曲、蒲黄各二两，甘草五两，茯苓、川芎、杏仁、柴胡、桔梗各一两二钱半，雄黄（另研）二钱，牛黄（另研）一两二钱，山药、白蔹、干姜各七钱五分，当归一两半，大豆黄卷、阿胶、肉桂各一两七钱，大枣一百枚，金箔一千三百片，内四百为衣；为末和匀，同大枣肉加炼蜜，丸龙眼大，以金箔为衣。每服二丸，白汤化下。主治诸风缓纵不随，痰涎壅塞，言语謇涩，心忡健忘，或发癫狂。

牛黄散：牛黄、甘草各半两，柴胡、酒炒栀子、炒龙胆草、炒黄芩各二钱半；为末，每服半钱，以金、银、薄荷汤调下。主治温壮，常热或寒热往来。

P /

平胃散：苍术、厚朴、陈皮、炙甘草，姜、枣水煎服。主治肠胃寒，受湿下血等症。

Q /

七味白术散：白术、茯苓、人参各半两，炙甘草一两半，木香二钱半，藿香半两，葛根一两；为末，每服五钱，白汤调下。

前胡枳壳散：前胡、枳壳、茯苓、炒大黄、炙甘草各等分；每服三钱，水煎。如身温脉微并泻者，不可服。主治涕唾稠黏，痰实壮热，胸中烦闷，大便坚实，卧则喘急。薛己自按：前方若肺实胃热，气郁痰滞，大便秘结，小便赤涩，烦渴饮冷，脉数，宜用此方以表散外邪，疏通内脏，使邪气不塞滞，且痘疮轻而易愈。

千金补肝散：青羊肝一具（去膜，切薄片，以新瓦炙干），决明子，蓼香一合（熬令香）；为末，每服方寸匕，日二服，久而有验。主治失明。

羌活白芷散：羌活、白芷、柴胡、荆芥、蔓荆子、防风、皂角、甘草、黄芩、黄连各一钱，上水煎服。主治风热血燥，手掌皱裂，或头面生疮，或遍身肿块，或脓水淋漓。

秦艽苍术汤：秦艽、苍术、皂角仁（烧存性）、桃仁各一钱半，黄柏、泽泻、当归、防风各一钱，槟榔五分，炒大黄量入；水二钟，煎八分，空心服。主治肠风痔漏，大小便秘涩。

秦艽地黄汤：秦艽、生地黄、当归、川芎、羌活、防风、荆芥、甘草、白芷、升麻、白芍药、大力子、蔓荆子各一钱，水煎服。主治风热血燥，筋骨作痛。

清肝益荣汤：柴胡、栀子各五分，龙胆草五分，当归、川芎、芍药各一钱，熟地黄、白术、木瓜、茯苓、薏苡仁各五分，甘草三分；水煎服。主治肝胆经风热血燥，筋挛结核，或作瘰子。

清凉饮：炒大黄、赤芍药、当归、甘草各二钱，水煎服。主治疮疡，烦躁饮冷，焮痛脉实，大便秘结，小便赤涩。

清热消毒散：黄连（炒）、栀子、连翘、当归各一钱，川芎、芍药、生地黄各一钱半，金银花二钱，甘草一钱；水煎服。主治一切痈疽，阳症肿痛，发热作渴。

清胃散：升麻二钱，生地黄、牡丹皮、黄连、当归各一钱，水煎服。主治膏粱积热，胃火血燥，唇口肿痛，齿龈溃烂，焮痛连头面，或恶寒发热。

清心莲子饮：黄芩、麦门冬、地骨皮、车前子、甘草各一钱半，莲子、茯苓、黄芪、柴胡、人参各一钱；每服五钱，水煎服。主治热在气分，口干作渴，小便白浊，夜安昼热；或治口舌生疮，咽干烦躁作渴，小便赤淋。

R /

人参安胃散：人参一钱，黄芪二钱，生甘草、炙甘草各五分，白芍药七分，茯苓四分，陈皮三分，黄连二分；每服二钱，水煎服。主治脾胃虚热，呕吐，泄泻，下痢，不食，口舌生疮，或伤热乳食。

人参白术散：白术、茯苓、人参、炒甘草、木香、藿香各五分，干葛一钱；上用水煎服。吐甚加生姜汁频饮之。主治脾胃虚弱吐泻，或吐泻作渴不食。

人参败毒散：人参、羌活、独活、前胡、柴胡、桔梗、枳壳、茯苓、川芎、甘草各一钱，作一剂，用水二钟，煎八分，食远服。

主治一切疮疡焮痛，发寒热，或拘急头痛，脉数有力者。

人参黄芪散：天门冬三两，半夏、炒知母、桑白皮、炒赤芍、炙黄芪、紫菀、炙甘草各半两，白茯苓、柴胡、秦艽、生地黄、熟地黄、地骨皮各二两，人参、桔梗各一两，醋炙鳖甲五钱；上锉散，每服三五钱，水煎服，大人亦得。一方有生姜。主治虚劳客热，消瘦倦怠，口燥咽干，日晡潮热，五心烦热，盗汗胸满，食少作渴，咳唾时有脓血。

人参理中汤：白术、人参、干姜、炙甘草各等分，姜、枣水煎服。主治疮疡，脾胃虚寒，呕吐泄泻，饮食少思，肚腹作胀，或胸膈虚痞。

人参平肺散：人参、陈皮、炙甘草、地骨皮、茯苓各一钱，知母七分，五味子四分，青皮五分，桑白皮一钱，天门冬四分；水煎服。主治心火克肺，传为肺痿，咳嗽喘呕，痰涎壅盛，胸膈痞满，咽嗌不利。

人参羌活散：羌活、独活、前胡、柴胡、川芎、茯苓、桔梗、枳壳、人参、地骨皮、天麻各等分，甘草减半，生姜、薄荷水煎。治惊热加蝉蜕。主治伤风惊热。

人参消风散：人参三钱，荆芥穗、炙甘草、陈皮各五钱，僵蚕、茯苓、防风、川芎、藿香、蝉蜕各三钱，厚朴三钱，羌活三钱；每服一二钱，水煎服。主治赤白游风，或风热瘾疹瘙痒，或寒热作痛。

人参养胃汤：半夏、姜制厚朴、橘红各八分，藿香、草果、茯苓、人参各五分，炙甘草三分，苍术一钱，生姜七片，乌梅一个，水煎服。主治外感风寒，内伤饮食，寒热头疼，或作疟疾。

如圣饼：乳香、没药、木香、血竭、当归各等分，麝香减半；上为末，用酒糊和饼二个，乘热熨之。毒疮加蟾酥。主治流注及一切疮疡不能消散，或溃而不敛。

S /

神功散：炒黄柏、炮川乌各等分，为末，唾津调敷。

参苓白术散：人参、茯苓、姜汁拌炒白扁豆、炒白术、莲子、炒砂仁、炒薏苡仁、炒桔梗、山药、炙甘草各二两，为末，每服二三钱，用菖蒲汤下，或作丸。主治脾胃不和，饮食少进，或呕吐泄泻。病后宜此调理。

参芪内托散：人参、炙黄芪、当归、川芎、姜制厚朴、防风各五分，桔梗、白芷、官桂各三分，紫草五分，木香、甘草各三分；上入糯米一撮，水煎，量服之。主治里虚发痒，疮不溃，倒靥，寒战咬牙，饮水泻渴。

参芪四圣散：当归、炒芍药、黄芪、川芎各五分，白术、茯苓、紫草、木通、防风各三分，糯米二百粒；上水煎，母同服。主治痘疮已出六七日，不能长，不生脓，或痒塌。

参术柴苓汤：人参、白术、茯苓、陈皮各一钱，柴胡、升麻各七分，栀子八分，钩藤钩一钱，甘草五分；每服一二钱，姜、枣水煎。

参苏饮：木香、紫苏叶、姜制葛根、前胡、半夏、人参、茯苓各七分，枳壳、炒桔梗、炙甘草、陈皮各五分；水二钟，生姜一片，葱一茎，煎八分，食远服。主治感冒风邪，咳嗽，涕唾稠黏，或发热头痛，或头目不清，胸膈不利。

神效解毒散：金银花一两，甘草节五钱，黄芪、炒皂角刺、当归各三钱，乳香、没药各二钱；上为散，每服二钱，酒煎，温酒调服亦可。婴儿病，乳母亦服。如疮已溃，肿痛已止者，去乳、没、金银花，倍加黄芪、甘草。主治一切疮疡初起，肿者即消，已溃仍肿者即散，已溃毒不解者即愈。

神异膏：露蜂房一两，蛇蜕半两，玄参半两，黄芪三分，黄丹五两，杏仁一两，麻油一斤，洗净乱发如鸡子大。先以玄参、杏仁、黄芪入油煎至将黑色后，入蜂房、蛇蜕、乱发，再煎至黑色；滤去渣，徐徐下黄丹，慢火煎，以柳枝不住搅，滴水中不散，成膏。

升麻汤：升麻、桔梗、薏苡仁、地榆、黄芩、牡丹皮、芍药、甘草各等分，每服二三钱，水煎。

圣愈汤：熟地黄、生地黄、川芎、人参、当归身、黄芪各一钱，水煎服。

世传方地黄丸：鹿茸五钱，泽泻、茯苓、山茱萸、熟地黄、牡丹皮、牛膝各一两；为末，蜜丸，桐子大，每服二十丸，盐汤下。主治肾虚，目睛多白。

十二味异功散：木香、肉桂各三钱，当归三钱半，人参、茯苓、陈皮、厚朴、白术各二钱，半夏、丁香、肉豆蔻二钱半，附子一钱；每服三五钱，姜五片，枣三枚，水煎，量大小服。

十全大补汤：人参、肉桂、地黄、川芎、白芍药、茯苓、白术、黄芪、甘草、当归各等分，每服一两，生姜、大枣水煎，空心温服。

十全丹：青皮、陈皮、川芎、五灵脂、白豆蔻仁、槟榔、芦荟各五钱，木香、焙使君子、虾蟆灰各三分；为末，猪胆汁浸糕糊丸，麻子大；每服一二十丸，米饮下；有热，薄荷汤下。主治小儿黄瘦腹大之丁奚、哺露。

四君子汤：人参、茯苓、白术各二钱，炙甘草五分，姜、水煎服。主治脾胃虚弱，饮食少进；或肢体肿胀，肚腹作痛；或大便不实，体瘦而黄；或胸膈虚痞，痰嗽吞酸。

四苓散：泽泻、猪苓、白术、茯苓各等分；为细末，每服一二钱，热汤调下。

四神丸：肉豆蔻、五味子各一两，补骨脂四两，炒吴茱萸一两；为末，水二碗，姜八两，红枣一百枚，煮熟取枣肉，和末，丸桐子大。每服五七十丸，空心食前白汤下。主治脾肾虚弱，大便不实，饮食少思；或小腹作痛，或产后泄泻，肚腹作痛，不思饮食。

四味肥儿丸：黄连、芜荑、神曲、炒麦芽各等分，为末，水糊丸桐子大；每服一二十丸，空心白滚汤送下。主治肝脾不和，患疮疡久不愈；或兼疳症，腹胀作泻；或食积脾疳，发热瘦怯，遍身生疮。

四味茱萸丸：炒吴茱萸、炒黄连、炒神曲、荷叶各等分，为末，水煮神曲糊丸桐子大；每服二十丸，白汤下。黄连当量病微甚，或炒黑炒黄用之。主治腹胀噫气吞酸，食不能化。

四物二连汤：当归、熟地黄、白芍药、川芎、炒黄连、胡黄连各一钱，水煎服。主治血热口舌生疮，或夜发寒热。

四物汤：当归、熟地黄各二钱，芍药、川芎各一钱，用水煎服。主治血虚发热烦躁，或晡热作渴，头目不清。

T /

太乙膏：玄参、白芷、当归、肉桂、大黄、赤芍药、生地黄各一两；切碎，用麻油二斤，煎至黑，滤去渣，入黄丹十二两，再煎，滴水中成珠为度。

天麻防风丸：天麻、防风、人参、朱砂、雄黄、麝香、炙甘草各二钱半，全蝎、僵蚕各半两，牛黄；一方有胆南星，无麝香；为末，炼蜜丸桐子大，每服一二丸，薄荷汤下。主治惊风咳嗽，身体壮热，多睡惊悸，手足抽搐，精神昏愦，痰涎不利，及风邪温热。

天麻丸：天麻、蝉蜕、炒僵蚕、人参、川芎、甘草、朱砂、天竺黄各三钱，牛胆南星、白附子、砒、雄黄各一钱，金箔五片，硼砂五分；为末，蜜丸，芡实大，金箔为衣。每服一丸，用薄荷汤下。主治未满百晬，咳嗽不止。

天南星散：南星重八九钱者一个，掘地坑深尺许，先用炭五斤烧通红，以好米醋一碗洒坑中，即投南星，以火炭密盖，又用盆覆，时许取出；上为末，入琥珀、全蝎各一钱，每服二字，煎生姜、防风汤下。驱风豁痰，主治慢惊。

铁箍散：芙蓉叶、黄柏、大黄、五倍子、白及，为末，用水调搽四围。主治一切疮疖痈疽。

通气散：玄胡索、皂角、川芎各一钱，藜芦五分，羊踯躅花三分；为细末，用纸捻蘸少许纴鼻内，取嚏为效。主治时毒焮痛，咽喉不利，取嚏以泄其毒。

托里散：人参、黄芪各二钱，白术、陈皮、当归、熟地黄、茯苓、芍药各一钱半，水煎服。主治疮疡因气血虚，不能起发腐愦收敛及恶寒发热者，宜用此补托。其属六淫七情，或诸经错杂之邪而为患者，当各审其因，而参以主治之剂；其属胃气虚弱者，当以六君子汤为主。

托里温中汤：丁香、沉香、茴香、益智仁、陈皮、木香、羌活、炙甘草、炮干姜各一钱，附子二钱，同生姜煎服。

托里消毒散：人参、黄芪（盐水拌）、炒当归（酒拌）、川芎、芍药（炒）、白术（炒）、茯苓各一钱，金银花、白芷各七分，炙甘草五分，连翘五分，水煎服。主治胃气虚弱，或因克伐，不能溃散，服之未成即消，已成即溃，腐肉自去，新肉自生。若腐肉既溃，而新肉不能收敛，属气虚者，四君子汤为主；属血虚者，四物汤为主；气血俱虚者，十全大补汤为主。并忌寒凉消毒之剂。

W /

魏香散：阿魏二钱（先用温酒溶化），莪术五钱；将莪术浸阿魏酒中一伏时，焙干为末，每服二三分，紫苏米饮调下。

温胃散：丁香一两，人参、半夏、肉豆蔻、白术、干姜、甘草各半两；为末，每服一钱，姜水煎。主治脾冷涎多，流滞于颐。

五淋散：茯苓一钱五分，赤芍药、栀子各一钱，当归、甘草各一钱二分；入灯芯草，水煎服。主治膀胱有热，水道不通，淋涩不出，或尿如豆汁，或成砂石，或如膏汁，或热怫便血。

五苓散：泽泻、猪苓、肉桂、白术、茯苓各等分，为细末，每服一二钱，热汤调下。主治下部湿热疮毒，小便赤少。

X /

犀角地黄汤：犀角、生地黄、白芍药、黄芩、牡丹皮、黄连各一钱；水煎，入犀角末服。若因怒而患，加柴胡、栀子。主治火盛，血妄行，或吐衄，或下血。

犀角消毒散：牛蒡子、甘草、荆芥、防风各五分，犀角二分，银花三分；水煎熟，入犀角，倾出服。主治瘾疹丹毒，发热痛痒，头面生疮，疮疹等。

犀角升麻汤：水牛角、升麻、防风、羌活各一钱，白附子五分，川芎、白芷、黄芩各七分，甘草五分，水煎服。主治阳明经风热牙疼，或唇颊肿痛，或手足少阳经风热，连耳作痛。

仙方活命饮：穿山甲（用蛤粉炒黄色）、甘草、防风、没药、赤芍药、白芷、当归尾、乳香各一钱，天花粉、贝母各八分，金银花、陈皮各三钱，皂角（炒黄）一钱；用酒一碗，同入瓶内，纸糊瓶口，弗令泄气，漫火煎数沸，去渣。分病在上下，食前后服之。能饮酒者，再饮三二杯尤好。主治一切疮疡，未作脓者内消，已成脓者即溃。又排脓止痛消毒之圣药也。

香连丸：黄连二十两，吴茱萸十两；为末，每末四两，入木香末一两，淡醋米饮为丸，桐子大，每服二三十丸，滚汤下。主治痢疾并水泻、暑泻甚效。

逍遥散：当归、炒芍药、茯苓、炒白术、炙甘草、柴胡各一钱，水煎服。主治血虚有热，口舌生疮，或口燥咽干，发热盗汗，食少嗜卧。

消毒犀角饮子：牛蒡子二钱，荆芥、防风各一钱半，甘草三分；水一钟，煎五分，徐徐服。主治癍或瘾疹瘙痒或作痛，及风热疮毒。

消风散：茯苓、川芎、羌活、荆芥、防风、藿香、白僵蚕、蝉蜕、甘草、厚朴、陈皮，为末，每服半钱，茶清或薄荷汤调下，荆芥汤亦可。主治诸风上攻，头目昏眩，项背拘急，肢体烦疼，肌肉颤动，耳若蝉鸣，鼻塞多嚏，皮肤顽麻，瘙痒瘾疹，目涩昏困。

消乳丸：炒香附子、缩砂仁、陈皮、炙甘草、炒神曲、炒麦芽各等分，为末，米糊丸黍米大，每服二十丸，姜汤下。主治呕吐，伤食不化，消乳食。

小柴胡汤：柴胡二钱，黄芩一钱，人参、半夏各七分，甘草（炙）五分；上姜水煎服。主治肝胆经症，风热瘰疬结核，或肿痛色赤，或寒热往来，或日晡发热，或潮湿身热，默默不欲饮食，或怒火口苦，耳聋咳嗽，或吐酸食苦水，皆用此药。

小青龙汤：麻黄、赤芍药、半夏各七钱，细辛、炮干姜、炙甘草、桂枝各二钱，五味子半两，附子二钱（脉浮不用）；每服二钱，水煎。主治伤风冒寒，咳嗽喘急，肺胀胸满，鼻塞流涕，或干呕热咳，或作渴，或作噎，或小便不利，或小腹胀满。

泻白散：桑白皮、地骨皮各一两，甘草五钱；为末，每服三钱，白汤调下。主治肺经实热咳嗽。

泻黄散：石膏、藿香各一钱，栀子一钱五分，甘草五分，防风七分；水煎服。主治胃经实热呕吐，或口舌生疮。

泻青丸：当归、龙胆草、川芎、栀子、大黄、羌活、防风各等分，为末，蜜丸鸡子大，每服一二丸。主治肝经郁火实热，胁乳作痛，大便秘结，瘰疬肿痛寒热，及肝经一切实火症。

惺惺散：桔梗、细辛、人参、甘草、茯苓、川芎、白术各五分，薄荷；水一盏，姜三片，煎服。主治风热时气疮疹，头疼壮热，目涩多眵，咳嗽喘粗。

玄参升麻汤：玄参、升麻、炙甘草等分，为末，每服二三钱，水煎服。主治癍疹已发未发，或身如锦纹，甚则语言烦躁，喉闭肿痛。

Y /

杨氏消食丸：砂仁、橘皮、三棱、莪术、炒神曲、炒麦芽各半两，香附一两；为末，曲糊丸麻子大；白汤送下，量儿加减。主治乳食过多，胸膈气痞，乳食不消，胃气不能消化。

异功散：人参、茯苓、白术、甘草、陈皮各等分，每服三五钱，姜、枣水煎。主治脾胃虚弱，饮食少思，久咳不已，或腹满少食，或面肿气逆。

抑肝散：柴胡、甘草各五分，川芎八分，当归、白术、茯苓、钩藤钩各一钱；水煎，子母同服。如蜜丸，名抑青丸。主治肝经虚热发搐，或痰热咬牙，或惊悸寒热，或木乘土而呕吐痰涎，腹胀少食，睡卧不安。

益黄散：陈皮一两，青皮、诃子、炙甘草、丁香各二钱；每服四钱，水煎服。主治脾土虚寒，寒水反来侮土，呕吐不食，或肚腹作痛，或大便不实，手足逆冷等。

玉露散：寒水石、石膏各半两，甘草一钱；上为末，每服半钱，白滚汤调服。主治吐泻黄色。

越鞠丸：苍术、神曲、川芎、麦芽、香附子、山楂、栀子各等分，为末，水调神曲、麦芽末，糊丸桐子大，每服五七十九，滚汤下。主治六郁，胸膈痞满，或吞酸呕吐，饮食不化；或湿热腹胀，腿脚酸疼等。

Z /

皂角子丸：炒皂角子仁二两，连翘八钱，当归、柴胡、炒芍药、炒栀子、川芎各一两，炒桔梗、酒炒黑龙胆草、炙甘草各四钱；为末，米糊丸绿豆大。量儿大小，滚汤下。主治肝胆经风热，项胁两侧结核。

《治要》茯苓补心汤：茯苓、桂心、炙甘草各三分、煅紫石英、人参各一钱，大枣二枚，麦门冬一钱；水煎服。主治心气不足，善悲愁怒，衄血面黄，五心烦热，或咽喉痛，舌本作强。

《治要》茯苓散：茯神、麦门冬各一两半，通草、升麻各一两二钱半，紫菀、肉桂各七钱五分，知母一两，大枣十二枚，淡竹茹五钱，赤石脂一两七钱五分；每服一两，水煎服。主治心经实热，口干烦渴，眠卧不得，心神恍惚。

栀子清肝散：一名柴胡栀子散。柴胡、栀子、牡丹皮各一钱，茯苓、川芎、芍药、当归、牛蒡子各七分，甘草五分；水煎服。若太阳头痛，加羌活。主治三焦及足少阳经风热，耳内作痒生疮，或出水疼痛，或胸乳间作痛，或寒热往来。

枳壳散：麸炒枳壳、槐花、荆芥、炒皂角子仁、炙猬皮、秦艽、白芷各等分，为末，每服一钱，滚汤下，作丸亦可。主治痔疮肿痛或下血。

钟乳粉散：钟乳粉、桑白皮、紫苏、麦门冬各五分，作一剂，水一钟，生姜三片，大枣一枚，煎六分，食后服。主治肺气虚久嗽，皮毛枯槁，唾血腥臭，或喘之不已。

竹叶黄芪汤：淡竹叶二钱，黄芪、麦门、当归、川芎、甘草、黄芩、炒芍药、人参、半夏、煅石膏各一钱，生地黄二钱；每服三五钱，水煎服。主治痈疽气血虚，胃火盛而作渴。

竹叶石膏汤：竹叶、煅石膏各三钱，甘草、人参各二钱，麦门冬五钱；上每服二钱，姜水煎，婴儿母同服。主治胃经气虚内热，痘疮胸中烦热，小便赤涩，口干作渴。

助胃膏：人参、白术、茯苓、炙甘草、丁香各五钱，砂仁四十个，木香三钱，白豆蔻十四个，山药一两，肉豆蔻四个；为末，蜜丸，芡实大；每服十丸，米汤化下。主治脾胃虚寒，吐泻等症。

滋肾丸：黄柏、知母各一两，肉桂二钱；为末，水丸如梧子大，每服百丸，加至二百丸，煎滚汤送下。主治下焦阴虚，小便涩滞；或脚膝无力，阴汗阴痿；或足热不履地，不渴而小便闭。

滋阴肾气丸：熟地黄三两，当归、牡丹皮、五味子、山药、柴胡各五钱，茯苓、泽泻各二钱半，酒炒生地黄四两；为末，蜜丸桐子大，朱砂为衣。每服十丸，空心滚汤化下。主治神水宽大渐散，昏如雾露中行，渐睹空中有黑花，视物二体. 久则光不收，及内障神水淡白色者。

紫草木通汤：紫草、木通、人参、茯苓、糯米各等分，甘草减半；每服二钱，水煎。主治痘疹不快利。

紫霜丸：煅代赭石、赤石脂各二两，杏仁五十个，巴豆三十枚；先将杏仁、巴豆研成膏，入代赭石、赤石脂末研匀，汤浸蒸饼丸如粟米大。每服三五丸，米饮下。主治变蒸发热不解，或食痫，先寒后热，或乳哺失节，宿滞不化，腹痞呕吐，或大便酸臭。